Ruth Field
illustrations Astrid M

BOUGE TES FESSES, POULETTE !

Le guide de running qui va changer votre vie

MARABOUT

Sommaire

Partie 3 : ET MAINTENANT ?

ANNEXES

Qui est le coach Niaque ?

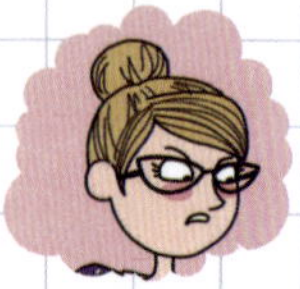

Je suis le coach Niaque. Je suis une motivatrice impitoyable et inflexible qui va vous forcer à faire les choses que vous ne voulez pas faire – dans le cas présent, courir. Je vais vous tyranniser jusqu'à la soumission absolue, puis vous faire atteindre des sommets plus hauts que vous ne l'auriez cru possible. Je suis la voix que vous entendrez lorsque vous vous sentirez plus paresseuse et inefficace que jamais et qui vous aidera à ignorer l'appel assourdissant du canapé. Je vous soufflerai à l'oreille : « espèce de grosse vache ! » lorsque vous serez tentée de reprendre des pommes de terre rissolées. Je suis la voix que vous devez écouter et à laquelle vous devez obéir. Mais, surtout, je suis celle qui vous encouragera lorsque vous repousserez vos limites plus loin que jamais.

Quand vous aurez appris à comprendre et à apprécier la voix du coach Niaque, vous ne mettrez pas longtemps à savoir vous brancher sur elle à tout moment de votre choix. Le coach Niaque vous fera aller de l'avant à des moments où vous auriez baissé les bras. La voix du coach Niaque est ce qui vous manquait dans votre vie.

Simplement, vous ne le saviez pas jusqu'à présent.

Avertissement santé du coach Niaque

Les programmes d'exercices de ce livre sont destinés aux gens en bonne santé physique et mentale – si vous souffrez d'une maladie, d'une blessure en voie de guérison, que vous êtes enceinte ou que vous avez tout autre problème de santé, pour l'amour du ciel consultez tout d'abord votre médecin avant de commencer. Cependant, vous ne devez en aucun cas vous inventer des soucis de santé et les utiliser comme excuses pour vous défiler devant vos séances de course à pied.

VOTRE VAIN SERMENT

Je, soussigné ...., déclare et reconnais solennellement être une grosse vache et vouloir faire quelque chose pour y remédier.
Je promets dorénavant de ne plus perdre de temps précieux pour chasser les kilos à acheter du matériel inutile, à m'inscrire à des clubs de gym et autres cours de sport hors de prix ou à remplir des grilles de poids et de mesures. Je ne me laisserai plus séduire par des régimes impraticables. J'arrêterai de me chercher des excuses et, en accord avec ma mégère intérieure, je lèverai mon gros derrière du canapé et passerai le pas de la porte de la maison.

Je jure sur la tête de ma mère de faire comme me le dira le coach Niaque et de conserver mon sens de l'humour en toutes circonstances.

Signature :

Date :

PS : ce livre n'est pas du tout une affaire de serments et autres bonnes résolutions. Je préférais que ce soit dit.

1

COURIR

Introduction

Ce livre ne s'adresse pas aux accros invétérées du fitness. Il n'est pas non plus destiné aux supermotivées. Je ne suis pas là pour vous aider à courir un marathon ou à sculpter vos deltoïdes. Si vous avez déjà le corps que vous voulez – ce qui comprend celles d'entre vous qui sont grosses mais toutes aussi heureuses et épanouies que celles qui ont un corps mince et tonique à souhait –, félicitations. Vous pouvez arrêter là votre lecture.

Allez, je vous dis, foutez-moi le camp...

Bien. Ce livre est tout spécialement destiné à celles d'entre vous qui ne sont *pas satisfaites de leur corps*. Celles d'entre vous qui se sentent coincées et incapables de s'engager dans quoi que ce soit en matière de sport ou de régime suffisamment longtemps pour en voir de quelconques résultats. Il est destiné à vous faire sortir de votre torpeur, à vous faire lever du canapé et à adopter une nouvelle façon d'être.

La bonne nouvelle, c'est que rien dans ce livre n'est sorcier. Il s'agit même en grande partie de bon sens. *Pourquoi devrais-je le lire, alors ?*, vous entends-je demander. Eh bien, le fait de savoir que quelque chose relève du bon sens est très bien en soi, mais quand c'est enfoui sous des couches d'autoaveuglement, ce n'est pas si facile à mettre en pratique. Vous savez que manger équilibré est aussi une affaire de bon sens, n'est-ce pas ? Et, pourtant, ce gâteau à la crème vous fait frémir de désir et vous esquivez consciencieusement le panier de fruits pour l'attraper. Alors, ne vous racontez pas d'histoires en vous disant que vous savez déjà tout. Ce n'est pas le cas.

Quand je dis que ce n'est pas sorcier, ce que je veux vraiment dire c'est que, si vous cherchez le tout dernier programme d'amincissement high-tech approuvé par Gwyneth Paltrow, vous n'êtes pas au bon endroit. Ce livre suit des principes basiques : courir, manger moins de cochonneries, perdre du poids. Simple. Mais ne confondez pas simple et facile. Clair, oui. Facile, non.

Courir est simple dans la mesure où c'est entièrement naturel et instinctif. Tous les gens en pleine possession de leurs moyens sont nés pour courir. Il suffit d'observer la façon dont n'importe quel enfant, dès qu'il lâche la main protectrice de ses parents, se met

à courir joyeusement en tous sens avec l'abandon le plus absolu. Rien ne pourrait être plus naturel. Mais si c'est une activité simple, elle n'est pas pour autant facile. En tout cas, pas lorsqu'on est un adulte conscient de lui-même, par opposition aux enfants qui se lancent dans une partie de chat perché dans la cour de l'école. Donc, afin de redécouvrir ce don naturel avec lequel nous sommes nés, il va falloir de l'éducation, de la discipline et de la persévérance. Mais ne paniquez pas : le coach Niaque vous accompagnera à chaque instant et vous aidera à aller chercher ces trois choses tout au fond de vous-même.
C'EST DUR. Simple, mais dur.

Avant de vous y mettre, il y a trois concepts que vous devez intégrer. Immédiatement.

1. Il faut apprendre à courir. Ce n'est pas aussi simple que de juste sortir de chez soi et se lancer.

2. En matière d'alimentation et de perte de poids, tout revient à ça : vos séances de course à pied seront votre régime. Littéralement.

Et, surtout…

3. Pour entendre mon message clairement et en apprécier la valeur, vous allez devoir vous réconcilier avec votre mégère intérieure.

Ma mégère intérieure à moi est le coach Niaque et je vous la prête pendant la durée de ce livre. J'espère que vous apprendrez à la connaître et à l'aimer, et, qu'au final, vous l'adopterez, l'adapterez et la ferez vôtre.

Je me rends bien compte que toute cette histoire de coach Niaque risque fort de me faire passer pour une espèce de cinglée, mais en fait je ne fais que désigner cette voix que nous avons tous dans la tête. Peut-être que la vôtre est en sourdine ou en train de suffoquer sous vos couches de graisse, *mais elle est là*. Cette petite voix entêtée qui vous donne légèrement mauvaise conscience à reprendre un biscuit ou à ignorer le linge à étendre pour regarder un épisode de plus de *Glee*. Vous savez, celle que vous ignorez généralement. Eh bien, plus maintenant. Une des choses que je vais essayer de vous aider à faire est d'écouter bien plus attentivement cette voix – et à l'amplifier – jusqu'à ce qu'elle résonne bien fort à vos oreilles.

Le coach Niaque vous accompagnera tout au long de ce livre. Elle sera là, à vous tendre un miroir lorsque vous retournerez vous affaler dans le canapé, en soupirant que c'est vraiment trop dur et en tendant le bras vers la bouteille de lait. Elle sera là pour vous motiver, vous inspirer, eh oui, même vous harceler pour que vous fassiez les changements nécessaires dans votre vie. Parfois, vous la détesterez. Un jour, vous aurez envie de lui crier dessus à votre tour pour lui montrer qui commande. Et quand ça arrivera, vous saurez que vous avez passé un cap. Vous aurez trouvé votre propre mégère intérieure.

Si aller tirer dans ce puits de négativité vous semble bizarre ou même malsain, laissez-moi vous dire ceci pour vous rassurer : le coach Niaque est un outil que j'utilise pour m'aider à me motiver à faire les choses que je n'ai en général pas envie de faire. Elle n'est là que quand j'ai besoin d'elle. Je peux dire en toute certitude que, si j'employais les tactiques du coach Niaque dans tous les domaines de ma vie *tout le temps*, je serais détestée de la plupart des gens et probablement divorcée. Mais voilà : je sais qu'avec l'aide du coach Niaque, je peux surmonter assez aisément toutes les choses ennuyeuses de la vie.

Je suis sûre que vous avez maintenant compris que le coach Niaque ne va pas essayer de vous faire croire que ce sera une partie de plaisir et vous faire vous sentir satisfaite de vous-même s'il n'y a franchement pas de quoi être satisfaite. Je ne veux pas perdre mon énergie ni vous faire perdre la vôtre à vous raconter des histoires en vous disant combien c'est un plaisir de courir ou comme vous avez un corps de rêve. Ce serait un mensonge en ce qui concerne la course, et le fait que vous lisiez ce livre devrait vous donner une petite idée de la vérité à propos de votre corps. Je veux que vous soyez franche avec vous-même, et même dure avec vous-même. Parce qu'il n'existe pas de pilule magique, et rien de tout ça n'est facile. *Arrêtez de vouloir que les choses soient faciles.* Une fois que vous aurez accepté – je veux dire *vraiment accepté* – que la vie n'est pas facile, ça devient en fait beaucoup plus accessible, parce que vous arrêtez de résister à l'effort : vous trouvez la détermination et le cran nécessaires pour arriver à un quelconque résultat. Ça va être dur. *Mais* – et c'est là le MAIS crucial – **vous allez commencer à *apprécier* l'effort. À embrasser l'effort.**

L'effort va devenir le nouveau noir, comme disent les fashionistas.

Une fois que vous aurez « intégré » ça et atteint votre poids désiré, vous n'aurez plus qu'à trouver trois créneaux de quarante minutes chaque semaine pour être au top et manger équilibré *pour le reste de votre vie*. Et vous aurez ça pour vous, pour toujours, *où que vous vous trouviez :* en vacances, à la campagne, en ville, chez votre mère ou en rentrant du travail, parce que ça ne demande que de mettre vos chaussures et de sortir courir pendant quarante minutes. Pas de matériel superflu, pas besoin de vous rendre dans un lieu précis, de négocier votre chemin dans les embouteillages ou d'affronter l'épreuve pénible des transports en commun. Il n'y a *quel que soit le moment* que deux minutes qui vous séparent de l'objectif : celles qui suffisent à mettre vos baskets et à passer le pas de la porte.

LIÈVRE OU TORTUE ?

Certaines d'entre vous trouveront ça plus facile que d'autres. Peut-être que la motivation pour retrouver la forme ou perdre du poids a déjà germé en vous et attend juste un Big Bang pour s'exprimer. Si vous sentez déjà l'inspiration, passez directement à la page 43, où vous trouverez un guide étape par étape simple pour vous lancer : loin de moi l'idée de vous retenir si vous êtes déjà dans les starting-blocks ! Vous pourrez toujours revenir lire le reste plus tard.

Mais pour celles d'entre vous qui ont littéralement besoin d'être extirpées de sous la couette, l'approche « tortue » est la bonne. Ne soyez pas gênée – le fait que vous ayez acheté ce livre est un pas dans la bonne direction et vous serez partie courir en un rien de temps. Vous aurez sans doute besoin de tout lire d'une traite, y compris le programme plus détaillé pour les débutantes, conçu spécifiquement pour les grosses flemmardes chroniques. Le coach Niaque n'a pas peur de vous prendre par la main et vous guidera à travers toutes les étapes nécessaires. Vous pouvez commencer comme une tortue et découvrir en cours de route que vous voulez être un lièvre, ou vice-versa. Ce qui est très bien aussi.

Ok les grosses, il est temps de se bouger.

Ruth

J'ai commencé à courir quand j'avais vingt-quatre ans. J'avais abandonné toute activité sportive à l'université, alors que j'avais été auparavant une grande amatrice de sport, et je savais qu'il manquait quelque chose à ma vie. Je me retrouvais aussi célibataire après une longue histoire, donc peut-être que ça avait aussi quelque chose à voir.

J'avais aussi commencé une formation d'avocate, et mon maître de stage insistait pour manger au quotidien un repas digne de ce nom... ce qui voulait dire un curry, du chinois ou autre chose de tout aussi gras et spectaculairement calorique. Qu'il en soit pardonné, c'était le seul repas de la journée qu'il «prenait», comme il disait. Malheureusement, cela propulsait mon appétit dans une spirale incontrôlable et je continuais à prendre un gros repas le soir et un petit-déjeuner bien consistant, sans faire de sport du tout, hormis mes aller-retour au tribunal. J'ai tout de suite commencé à accumuler les kilos. (Récemment, quelqu'un m'a fait remarquer que je n'ai jamais été grosse, et je crois qu'il faut avoir l'honnêteté de le dire. Je n'ai jamais été en surpoids au sens strict du terme. Mais, comme la plupart des femmes, il y a eu des moments dans ma vie où j'ai eu clairement quelques kilos à perdre et c'en fut un. J'étais à cinq kilos au-dessus de mon poids habituel, mes vêtements commençaient à me boudiner et, quand je me regardais dans la glace, je me voyais à n'en pas douter devenir une GROSSE VACHE.)

Alors que je m'étais dit que je ne voulais plus jamais courir, je me suis vite rendu compte que je ne pouvais plus vivre sans.

C'est à cette période qu'une grande amie à moi, Jane – qui n'était pas vraiment connue pour ses prouesses sportives –, a annoncé au pub qu'elle allait courir le marathon de Londres. J'étais époustouflée, comme l'étaient tous nos copains. Jane était de loin la dernière de nous tous dont on pouvait attendre ça, ce qui, bien sûr, n'a rendu son annonce que plus marquante. Je l'enviais désespérément et j'ai tout de suite dit que je courrais avec elle (principalement pour épater la galerie), sans avoir aucune idée de comment courir ni de ce qu'impliquait un marathon.

J'avais six mois pour m'en faire une idée. Ce qui m'a permis de tenir le coup dans les premiers jours était la conscience que je ne pouvais plus reculer après une telle proclamation en public. Je m'étais engagée à courir ce satané marathon et il était hors de question de laisser tomber. Et je savais que je n'avais aucune chance d'y arriver si je ne me mettais pas à m'entraîner.

Je peux dire en toute honnêteté que j'ai détesté chacune de ces premières séances de course. J'étais abasourdie de découvrir combien c'était dur et j'avais honte de l'état d'abandon dans lequel mon corps s'était retrouvé, tandis que je luttais pour courir, ne serait-ce que cinq minutes, sans avoir l'impression d'être au bord de l'infarctus. C'était incroyablement difficile et le parcours épouvantable que je m'étais choisi n'arrangeait rien : celui de Clapham Common, un parc désespérant de platitude qui me laissait vidée de toute inspiration. Il ne m'est pas venu à l'idée de me procurer un livre sur la course à pied ni de demander de l'aide. Je me forçais à continuer tant bien que mal, avec la voix du coach Niaque en permanence à mes trousses, me disant que, si je ne me bougeais pas, je serais une ratée totale et que Jane me battrait. Ce qu'elle a fait, d'ailleurs. (Dix ans après, ça me fait encore mal de le reconnaître !)

C'est donc comme ça que ça a commencé. J'avais eu besoin de faire quelque chose pour brûler toutes les calories de ces déjeuners et là, par pure coïncidence, mon esprit de compétition avait été réveillé un soir, au pub. Sur le moment, je n'avais pas idée du merveilleux cadeau que Jane et mon maître de stage m'avaient apporté sans le vouloir, et ce pour tout le reste de ma vie. Je n'avais aucune intention de devenir une coureuse, je voulais juste perdre du poids, courir ce marathon, puis reprendre une vie normale. Ce que je ne savais pas alors, c'était à quel point la course finirait par transformer tant d'autres domaines de ma vie. Plus jamais je n'aurais à me plaindre du prix d'une inscription à une salle de gym ou de ne pas trouver le temps d'intégrer un club. J'aurais quelque chose à faire toute seule comme une grande pour le restant de mes jours. Quelque chose qui me satisferait complètement.

Il n'y a jamais eu un moment où j'ai eu un « déclic ». Il y a juste eu un avant et un après la course. Je ne suis vraiment devenue une coureuse qu'après ce premier marathon, parce qu'avant je détestais vraiment ça : l'entraînement, le stress, la conscience que je n'étais pas du tout assez en forme et ce sentiment persistant que peut-être je ne me faisais pas justice. Je ne prévoyais certainement pas de continuer à courir après de toute ma vie. Et je n'ai pas couru pendant une quinzaine de jours une fois que c'était passé... Je ne pouvais pas : de toute façon, j'avais les orteils en compote. Mais, à ma grande surprise, je me suis aperçue que le sentiment que ça m'avait procuré me manquait. Soudainement, je ressentais le besoin de sortir courir. J'ai ressorti mes baskets et ai filé au parc, et c'est ce moment-là qui a vraiment marqué le début de ma vie de coureuse – j'avais l'impression que je décidais de sortir courir comme je ne l'avais jamais fait auparavant. Alors que je m'étais dit que je ne voulais plus jamais courir, je me suis vite rendu compte que je ne pouvais plus vivre sans.

Il se peut que vous ne preniez jamais aucun plaisir à courir. Si vous êtes de celles qui ont de la chance, vous allez atteindre un stade où, pendant certaines séances de course, vous vous sentez si bien que vous oubliez presque que vous êtes en train de courir. Vous courez dans le « flow » et c'est un vrai plaisir. Mais ça n'arrive pas toujours et ça ne dure pas toujours. Il y a certaines séances de course que vous détesterez du début à la fin.

Ce que vous **appréciez** est moins la course en elle-même que ce que la pratique de la course vous permet de faire dans le reste de votre vie. Le vrai plaisir que vous tirez de la course est **le fait d'avoir couru** ; d'avoir enfilé vos baskets, bravé le grand air et y être arrivé, malgré toutes les excuses que vous auriez pu vous trouver pour ne pas le faire. Courir demande un effort à chaque fois. Il est très important de le comprendre et de l'accepter au départ afin d'éviter les déceptions inutiles et la perte de motivation.

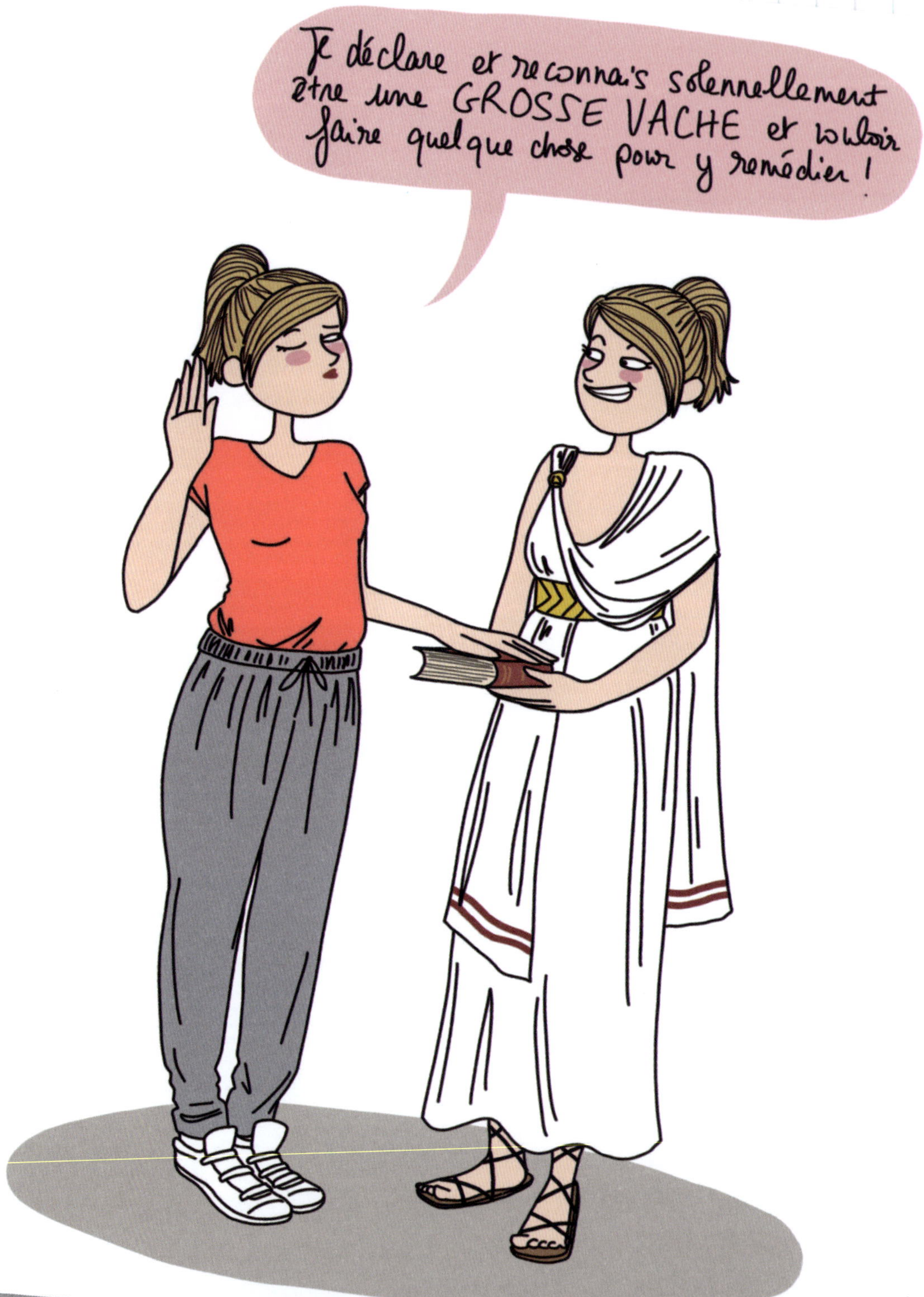
Je déclare et reconnais solennellement être une GROSSE VACHE et vouloir faire quelque chose pour y remédier !

1

On se bouge les fesses

Courir enrichit…

Enfin, pas exactement. Ce que je veux dire, c'est que c'est une activité pas chère. À vrai dire, c'est même totalement gratuit et ne requiert aucun investissement financier de votre part. Hormis le coût d'une nouvelle paire de baskets de temps à autre, cela ne nécessite pas d'investir dans des vêtements spécifiques, dans de l'équipement ou des frais d'inscription onéreux. Vous pouvez même courir sans chaussures s'il le faut ; d'ailleurs, courir pieds nus sur une belle plage au lever du soleil est une expérience qu'il est fortement recommandé de connaître au moins une fois dans sa vie. De plus, ça vous rend tellement plus efficace au travail que vous finirez probablement par gagner mieux votre vie !

la liste « quand je serai mince »

Faites la liste de toutes les choses que vous vous êtes promis de faire quand vous serez mince. Par exemple : Quand je serai mince, je pourrai :

- Faire plus l'amour
- Avoir une promotion/postuler à tel poste
- Acheter cette robe
- Faire de la gym
- Porter un bikini
- Me marier
- Avoir des enfants
- Être heureuse
- Faire plus de sport
- ……………………………………………
- ……………………………………………
- ……………………………………………

« Quand je serai mince, je pourrai... » est l'un des mensonges les plus gros et les plus dangereux qu'on se fait à soi-même. Ça a d'ailleurs pour effet de vous faire rester grosse. La minceur n'arrive pas comme par enchantement, surtout quand on est en surpoids depuis longtemps. Il est extrêmement difficile, et d'ailleurs monstrueusement ennuyeux, de suivre régime sur régime dans l'espoir de perdre du poids.

D'habitude, le coach Niaque n'est pas une fana des listes – elles ne sont, très franchement, qu'une bonne excuse pour passer un peu plus de temps à glander plutôt que d'agir et de faire ce qu'il y a d'écrit dans ces listes. (Non, vous n'avez pas à faire une liste pour établir ce qu'il faudrait que vous fassiez. Reposez ce stylo. Tout de suite.) Laissez tomber les listes de choses « à faire ». Passez plutôt directement à la phase « Je me bouge les fesses ». Mais je digresse. L'objectif de cet exercice est extrêmement important. **Maintenant que vous avez fait votre liste, déchirez-la et mettez-la à la poubelle.**

Demandez-vous simplement combien de fois vous vous êtes déjà mise au régime. Soyez franche. Combien de lundis ont démarré avec les meilleures intentions du monde ? Combien de fois avez-vous bu des litres d'eau, mangé des galettes de riz et des pommes ? Combien de fois êtes-vous rentrée chez vous en vous sentant un peu faible, tout ça jusqu'au mercredi où vous avez craqué sur une part de gâteau ? Ok, peut-être avez-vous tenu quelques semaines avant de craquer, mais, au bout du compte, ces semaines passées à être raisonnable ont été complètement gâchées. Ou bien avez-vous peut-être perdu 5 ou 6 kg avec un super-régime, mais, pendant le reste de l'année, ils sont revenus s'installer sur vos hanches, et quand vous vous êtes pesée après Noël, qu'est-ce que ça a donné ? Retour à la case départ.

Je sais que c'est dur. Perdre du poids est vraiment très, très dur, surtout si vous vous y prenez par les régimes.

Ce qu'il y a, c'est que vous vous êtes sans doute fixé des objectifs épouvantablement draconiens sur le poids et le tour de taille que vous devez faire avant de pouvoir faire ou avoir toutes les choses qui figurent dans votre liste « Quand je serai mince ». L'idée que, quand vous serez mince, vous pourrez faire x, y ou z – y compris faire du sport – est en fait un facteur majeur pour garder ses kilos. La peur de ne pas pouvoir faire quelque chose parce qu'on est en surpoids est paralysante.

La seule façon de perdre du poids efficacement et pour toujours est de s'astreindre à une pratique sportive régulière et, en conséquence, de changer son rapport à la nourriture.

C'est le sport qui est la véritable clé de la perte de poids, pas la nourriture. Tout le principe d'un « régime » est qu'il a un point final : « Perdez x kilos en x semaines ! » Ce n'est qu'une vaste escroquerie. Il est presque impossible de perdre du poids durablement en faisant un « régime », parce qu'à la fin du régime on reprend la même alimentation qu'avant et les kilos reviennent. Les régimes express sont encore pires. Perdre énormément de kilos en très peu de temps pour une occasion spéciale soumet le corps et l'esprit à une pression considérable, et on reprend vite ses mauvaises habitudes dès que la robe de mariée/le bikini/la robe de star pour un rendez-vous galant retourne au placard.

Commencer un régime – même un bon – est une façon très difficile de chasser les kilos, parce que cela ne répond qu'à un seul facteur parmi tout un ensemble de problèmes étroitement liés. Que les choses soient bien claires : ce que vous mangez fait sans aucun doute partie du tableau d'ensemble, mais ce n'en est qu'un élément. Je ne suis pas psychologue, mais il est bien connu qu'il existe un rapport étroit entre alimentation et émotions. Vos raisons de manger, votre état d'esprit, votre niveau de bien-être, les attentes que s'est créées votre corps de ce que vous allez lui apporter, vos idées sur ce que cela signifie d'avoir faim ou soif, la façon et le moment où vous vous sentez rassasiée, vos mauvaises habitudes, tout cela contribue à ce que vous mettez dans votre bouche. Essayer de vous transformer en mangeuse de galettes de riz famélique un lundi matin, alors que, jusqu'au dimanche soir, vous étiez habituée aux pizzas à emporter et aux bonbons Haribo, va être incompréhensible pour votre corps déboussolé. Vous vous sentirez faible, bizarre et tout simplement affamée, et inévitablement vous ne tiendrez pas la route.

> Arrêtez de déprimer parce que vous êtes grosse et commencez à faire quelque chose pour y remedier.
>
> Sortez et mettez-vous à marcher!

Jetez vos livres de régime

Pour le moment, vous pouvez garder le contenu de votre frigo et de vos placards, et continuer à manger exactement comme vous l'avez toujours fait. Vos habitudes alimentaires actuelles n'ont aucune importance – elles sont entièrement secondaires et beaucoup moins critiques que de vous sortir et d'aller courir. Il est vital pour votre succès de ne pas faire trop de choses à la fois. Donc, votre priorité dans l'immédiat, votre seule priorité, est de courir. Concentrez toute votre énergie sur cette seule chose : pas sur les nouveaux vêtements, les nouvelles baskets, le nouveau corps, le nouveau vous, le nouveau quoi que ce soit. Oubliez l'idée d'acheter quoi que ce soit de nouveau, contentez-vous d'utiliser ce que vous avez pour le moment. Sortez-vous et bougez-vous. C'est tout ce dont vous avez besoin pour commencer à perdre du poids. Laissez le reste de votre vie tel qu'il est pour l'instant et contentez-vous juste de vous atteler à acquérir les bases de la course à pied. Je sais que c'est difficile, mais ce n'est pas aussi difficile que d'acheter, préparer, cuisiner et manger un régime strict trois fois par jour et de passer au moins la moitié du reste de la journée à fantasmer sur ce que vous aimeriez manger à la place. J'imagine que ça doit bien prendre au moins plusieurs heures par jour. Et ce n'est que du temps perdu. Alors qu'apprendre à courir prend tout au plus une heure et demie par jour – je sais que ça semble beaucoup, mais c'est un investissement et je vous promets que vous ne le regretterez pas. Qui plus est, c'est coup double : du temps passé à bouger, mais aussi à ne pas manger, et il y a des millions d'autres bienfaits secondaires qui en découleront plus tard.

Pour celles qui font partie des tortues, cela signifie que vous tirerez un max de bénéfices de vos efforts...

Pour toutes les autres, continuez à lire...

Il se peut que vous ayez hâte de vous y mettre. Si c'est le cas, vous devez immédiatement puiser dans cette énergie et passer directement au programme en six étapes au chapitre 3 et vous lancer dans l'étape 1 sans plus attendre. **Il n'y a rien d'autre a faire avant de vous y mettre.** Vous pouvez toujours lire les chapitres précédents aux toilettes ou dans votre bain après avoir terminé l'étape 1. Le coach Niaque vous encourage fortement à saisir toute motivation comme elle se présente. Allez-y, lancez-vous.

Courir est la solution

Oubliez tous les Pilates, yoga et autres zumba… et même les cours de gym. Oubliez tout ça. Vous n'aurez jamais le corps que vous voulez, ni la force mentale et l'endurance nécessaires pour le garder, si vous n'intégrez pas et ne mettez pas en pratique ceci : courir est la solution. C'est la seule solution. Pas d'exceptions. Ahh, je vous entends objecter : Et qu'en est-il d'une telle ou d'une telle, qui ont un physique parfait et qui ne courent pas ? Eh bien, je ne m'adresse pas à une gymnaste professionnelle ni à une danseuse de l'opéra, non ? Et faites-moi confiance : elles connaissent toutes la valeur de ce que je suis en train de vous dire. Toute autre pratique sportive, au niveau auquel vous l'exercez, est obligatoirement moins que la course à pied. Ce que j'entends par là, c'est que ce n'est pas suffisant. Pas suffisant pour vous changer et changer votre corps de la façon durable à laquelle je pense. Du point de vue de ce livre, Mesdames, se prélasser sur un ballon de Pilates ou agiter les jambes en l'air dans un cours d'aérobic ne compte donc pas. Laissez tomber tout ça et consacrez-vous désormais entièrement à la pratique de la course à pied.

Une fois que vous maîtriserez l'art de courir, vous pourrez ajouter une touche de yoga ou, d'ailleurs, de n'importe quel sport à votre programme de fitness – même si je recommande que ce soit en plus plutôt qu'à la place de courir. Mais abandonnez tout cela pour l'instant jusqu'à ce que vous vous soyez « faite » à la course et l'ayez entièrement intégrée à vos habitudes. Bien sûr, si vous faites religieusement de la gym en salle cinq fois par semaine, toutes les semaines (et si vous passez effectivement ce temps à faire du sport et non à bidouiller des gadgets en lorgnant sur le corps des autres), votre corps finira par se sculpter. Mais je pars du principe que je m'adresse au quidam qui garde ses kilos et ne comprend pas pourquoi, alors qu'il prend des cours d'aérobic deux fois par semaine ou qu'il joue au football tous les week-ends. C'est simplement que vous êtes encore loin de l'activité brûle-calories et cardiovasculaire qu'il faudrait pour changer quoi que ce soit à votre corps et à votre poids. Oubliez les cours de gym et les vêtements de sport dernier cri, avec toute la perte de temps qui s'ensuit. Faites quelque chose de bien plus efficace, quelque chose de bien plus énergique, quelque chose qui fera vraiment vraiment fondre vos bourrelets – d'une façon et à une vitesse que rien de ce que vous avez essayé jusqu'ici n'a pu approcher.

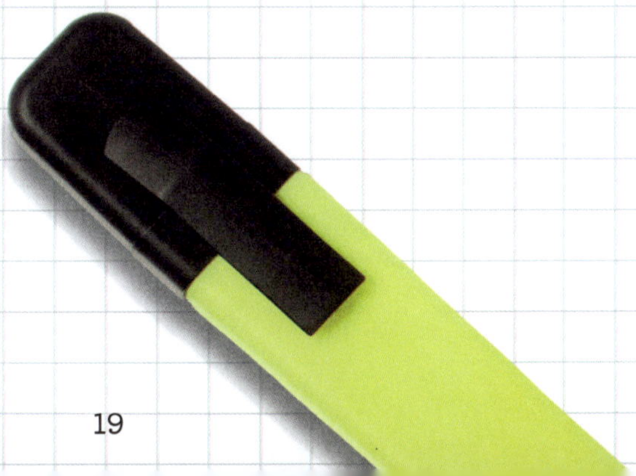

Pourquoi courir ?

Mais pourquoi courir est-il donc la solution ? Eh bien, c'est différent de toutes les autres formes de sport au niveau où vous les pratiquez, parce que c'est beaucoup plus dur. Pas plus dur au sens de plus compliqué, plus dur au sens de physiquement plus éprouvant. Comme c'est beaucoup plus dur, c'est aussi, au final, beaucoup plus gratifiant, autant en termes de changements corporels spectaculaires que sur votre vie en général. Il vous suffit de demander à ceux, parmi vos amis, qui courent régulièrement, ou de regarder le corps longiligne de tout coureur de fond pour voir pourquoi. Cela demande une discipline et une assiduité qui vont au-delà de toutes les autres formes de sport. Tout cela doit venir de vous. Il n'y a pas d'aide ni d'encouragement à attendre d'un professeur ou de camarades, pas de chauffage par le sol ni de délicates senteurs d'encens, et personne d'autre que vous-même pour vous motiver ou pour vous blâmer si vous échouez. Les dix premières minutes de chaque course sont harassantes à chaque fois. Vous êtes entièrement à la merci des éléments, il n'y a pas de pause à mi-parcours, pas de variations de mouvement, pas de snack à base d'oranges à la mi-temps et pas de papotage en équipe. C'est le challenge physique ultime, parce que, de prime abord, ça semble ennuyeux, répétitif, difficile, implacable, épuisant et austère. Ça vous tente ?

Ah. Je vous avais dit que c'était dur, mais souvenez-vous, l'effort sera désormais le NOUVEAU NOIR.

→ *Mais sans doute y a-t-il un moyen plus facile ?*

Il n'y en a pas. Le coach Niaque voudrait vous rappeler, une fois de plus, qu'intégrer le fait que ça va être dur est le seul remède pour celles qui manquent cruellement de motivation. Le coach Niaque soupçonne que vous êtes devenue experte à éviter les choses difficiles de la vie. Vous vous trouvez dans une impasse sportivo-pondérale, dont vous semblez incapable de vous sortir, et vous ne comprenez pas pourquoi vos modestes efforts n'ont pas apporté de résultats spectaculaires. Vous en êtes venue à vous dire que, d'une manière ou d'une autre, vous finirez bien par mincir et vous muscler « facilement » en continuant vos cours de Pilates ou en allant à la piscine une fois par mois. Vous pensez que ça représente un effort suffisant de votre part. Ce n'est pas le cas.

Mais regardons les choses du bon côté : une fois que vous aurez choisi de suivre le coach Niaque et que vous vous serez faite à l'idée que ça va être dur, plus rien ne pourra vous arrêter. L'effort ne sera plus une chose que vous cherchez consciencieusement à éviter, mais deviendra quelque chose que vous savez nécessaire pour obtenir les résultats que vous voulez désespérément. Tous les clichés en attestent :

Plus dur est l'effort, plus grande est la récompense.
Plus dure est la vie, plus douce est la chanson.
Plus dur est le conflit, plus glorieux est le triomphe.

La bonne nouvelle, c'est qu'une fois que vous êtes devenue une coureuse (ce qui ne veut pas dire une fois que vous avez fait votre première course – vous devenez une coureuse quand vous pratiquez depuis un certain temps, quand ça fait plusieurs mois que vous courez régulièrement), vous ne trouverez bientôt plus ça dur. À un moment donné, vous aurez besoin de créer de nouveaux niveaux de difficulté afin de continuer à dépasser vos limites et vous en viendrez à apprécier cette montée en puissance. Pour le moment, contentez-vous d'accepter l'idée que courir est difficile et que vous n'allez probablement en tirer aucun plaisir. Mais soyez convaincue qu'il doit y avoir un intérêt – quelque chose de bien spécial –, sinon pourquoi tous les parcs et les rues sont-ils remplis de coureurs à toute heure du jour et de la nuit, qui persévèrent et en demandent toujours plus ?

Les résultats spectaculaires ne peuvent être obtenus que par des efforts spectaculaires.

Pas d'exceptions.

Peut-être quelques-unes d'entre vous ont-elles été complètement rebutées par certains points ci-dessus. Peut-être avez-vous essayé de courir une ou deux fois, avez-vous décidé que c'était incroyablement fastidieux, que vous n'en retiriez rien, et avez-vous fait le serment de ne jamais recommencer. Mais soyez honnête : avez-vous abandonné d'autres formes de sport après avoir essayé une seule fois ? Ou laissé tomber un régime au bout de deux jours ? Avez-vous un jour pesé le poids que vous voudriez faire ? Non, ça ne comprend pas quand vous étiez petite – ni d'ailleurs tout âge prépubère. Je suis désolée de vous le dire, mais il n'y a pas de détours possibles et, en en cherchant perpétuellement, vous ne faites que perdre un temps précieux. Il s'agit, à bien des égards, de changer votre état d'esprit. Votre succès en matière de fitness et d'image corporelle nécessite avant tout que vous modifiiez votre rapport à ces idées. Partez du principe que ça va être dur, un peu douloureux mentalement et physiquement, que ça représente toutes sortes de défis et que ça nécessitera des sacrifices – mais uniquement du type « Éteindre la télé et quitter le canapé pour une heure ». Pour ne serait-ce que commencer à apprécier de courir et à en recueillir les nombreux bienfaits, il faut vous engager, je le crains, à pratiquer régulièrement pendant une période prolongée. Il n'y a pas d'autre moyen.

Vous devez avoir un ami, un collègue de travail ou tout au moins une connaissance qui est accro à la course. Pensez à cette personne durant quelques minutes. Pensez à son physique et à ses habitudes alimentaires. Est-ce que cette personne est un raté total ? Gros, paresseux et pitoyablement inefficace au travail ? Je parierais que non. Maintenant, demandez-vous :

* Le Sportif *

- ☐ Est-il plus en forme, plus tonique et en meilleure santé que vous ?
- ☐ Est-il en général plus positif, plus proactif, plus efficace dans ce qu'il entreprend ?
- ☐ A-t-il tendance à faire avancer les choses, à faire ce qu'il dit qu'il va faire et à exercer une certaine discipline dans les autres domaines de sa vie ?
- ☐ Semble-t-il capable d'en faire plus en se compliquant moins la vie ?

Si, comme je le soupçonne, la réponse à l'une de ces questions au moins est oui, la raison en est toute simple : la course à pied.

À: coach Niaque

De: Nicola

Objet: petite victoire après petite victoire

Chaque jour, c'est une course différente. Mais ce qui ne change pas, c'est que, pendant les douze premières minutes de chaque course, j'ai juste envie d'arrêter. J'aurais préféré faire n'importe quoi d'autre. En enfilant mes chaussettes à 6 heures du matin dans le noir, ou pendant les premiers mètres sur le trottoir, ou quand mes poumons se remplissaient d'air froid et disaient: «Oh, non, pas encore ça», tout ce que je voulais, c'était retourner dans mon lit ou être au travail, à la plage, au pub, en sortie avec des amis, à faire un sport d'équipe, à lire un livre, à regarder la télévision – tout sauf ça. J'avais les genoux qui disaient: «Ah oui, vraiment ?», les cuisses qui se contractaient, mon esprit qui m'ordonnait de marcher et la sensation que j'allais tomber en mille morceaux.

Et là, comme sorti de nulle part, je faisais la connaissance d'un autre moi-même. Ma respiration se régulait, mes muscles se détendaient et se réchauffaient, mon cœur se mettait à battre et à carillonner «Joli matin, non ?», mes pieds trouvaient leur rythme et je sentais, voyais, entendais et ETAIS mon corps. Et cela arrivait chaque jour où je courais. Chaque jour, je surmontais l'obstacle de moi-même – ma motivation, mes limites physiques – et je gagnais. Chaque jour où je courais, je gagnais. Même quand c'était une mauvaise course, c'était une course de plus de faite – ce qui était une victoire.

Au bout d'un moment, ça vous donne une telle assurance! Une vision nouvelle et positive. Vous vous entraînez à vous dire que vous pouvez surmonter n'importe quel obstacle si vous y mettez l'effort suffisant. Petite victoire après petite victoire, jour après jour. Si vous y mettez l'effort suffisant, vous gagnez. Peu importe ce qui se passe dans la journée ou ce que vous avez à affronter: si vous courez, vous gagnez. J'ai commencé à intégrer ça à d'autres domaines de ma vie. Des choses avançaient dans des domaines où elles n'avaient jamais avancé avant. Je consacrais plus de temps à faire du travail de qualité, les tâches insurmontables ne semblaient plus si insurmontables, donc j'étais capable d'organiser mes priorités très efficacement.

Ainsi, mon corps est devenu mon corps, et plus je courais, plus il m'appartenait. Il mincissait, il se tonifiait, il évacuait le superflu, il se sentait bien et il réclamait des choses saines. Je me suis mise à manger différemment comme me le demandait mon corps – une alimentation que je n'avais jamais eue avant, une alimentation saine, et je restais hydratée. Ma peau a changé: plus douce, plus nette. Mais la transformation majeure, c'était la nourriture. Du bon carburant sain 80 % du temps et, pendant les 20 % restants, je mangeais et me faisais plaisir avec tout ce que je voulais et ça n'avait pas d'importance.

Mentalement, j'avais les idées plus claires. Je quittais le bureau avec l'esprit embrouillé par la journée et, sur le temps où je courais pour rentrer chez moi, toutes les pensées parasites s'éliminaient et il ne me restait plus que l'important en tête. Les problèmes se résolvaient, donc le stress disparaissait, et il ne restait plus que ce qui comptait vraiment : invariablement, mon mari et mes enfants.

Il existe un lien évident entre le manque de motivation pour faire du sport et la déroute générale dans d'autres domaines de votre vie. C'est le secret de tout coureur : courir est la clé d'une existence réussie. Par réussie, je veux simplement dire vivre votre vie comme vous l'entendez et être capable d'en profiter pleinement.

Faites de la course votre religion

C'est la pratique de la course qui permet au reste de la vie du coureur de progresser beaucoup plus efficacement. Il vous suffit d'en parler à votre ami accro à la course et de l'écouter s'enthousiasmer en vous expliquant à quel point son existence a changé depuis qu'il s'est mis à courir. Quiconque a déjà couru un marathon vous dira combien cela vous fera accéder à un autre niveau de bien-être et d'efficacité opérationnelle. Pour avoir le corps que vous voulez, il vous faut faire de la course votre religion. C'est d'ailleurs très semblable à la pratique d'une religion, car c'est seulement en la pratiquant qu'on en retire les bienfaits. Le fait d'y penser de temps à autre et de la pratiquer une fois ou deux ne vous révélera rien du tout. Seule une assiduité indéfectible pendant plusieurs semaines et plusieurs mois permettra d'obtenir des bienfaits évidents – lentement mais sûrement. Vous constaterez des améliorations non seulement physiques, mais dans tous les aspects de votre existence. Et ces changements se font à vie – ou pour aussi longtemps que vous choisirez de continuer à pratiquer.

Ruth

Une des choses qui m'a frappée pendant l'écriture de ce livre est à quel point la course à pied est une question très personnelle pour un grand nombre de gens. Mon éditeur voulait beaucoup de témoignages pour vous inspirer : alors, j'ai envoyé des e-mails à énormément d'amis amateurs de course, en leur demandant leurs différents avis et histoires pour illustrer les idées de ce texte. Étant des coureurs, la plupart d'entre eux ont été très efficaces à me répondre et tous ne tarissaient pas d'enthousiasme à propos des bienfaits incroyables de la course sur leur bien-être général. Cependant, la majorité ont demandé à rester anonymes. Peut-être est-ce parce qu'ils souhaitaient se distancier de mon livre… surtout dans la mesure où ils en connaissaient tous le titre ! Mais, après de plus amples investigations, plusieurs choses sont apparues.

- *Certaines personnes considèrent la course comme leur arme secrète dans la vie et tiennent à ce que ça reste comme c'est : secret. Ça leur donne une supériorité sur tous leurs semblables non-coureurs, qui leur tient tellement à cœur qu'ils n'ont pas envie de le partager.*

- *Les coureurs sont perçus comme un peu « ringards ».*

- *Certains coureurs sont gênés de se montrer dithyrambiques sur les bienfaits si merveilleux de la course et n'ont pas envie de passer pour des fanas ridicules ou pas cool. Cela fait potentiellement de moi la femme la moins cool de la planète – ce qui me cause une peine et une anxiété considérables.*

Alors que dire de tous ces enseignements instructifs ? Je pense que garder les choses secrètes est parfait pour commencer. C'est à vos actions de prendre la parole. Déclarer que vous êtes une coureuse tandis que vous avez des kilos en trop, et que vous n'êtes pas encore une convertie rodée comme une machine bien huilée dans tous les autres domaines de votre vie, risquerait de vous faire passer pour une ratée. Sans compter que ça vous met une pression inutile et pesante sur le dos. Parlez-en – beaucoup – à vous-même et devant le miroir, mais abstenez-vous d'annoncer ce que vous faites jusqu'à ce que vous ayez transformé votre corps et votre esprit par la pratique assidue de la course.

Mon sentiment est que les gens qui parlent de ce qu'ils font avant de l'avoir vraiment fait ne vont bien souvent pas jusqu'au bout. Restez silencieuse et efficace : les actions en disent plus que les mots et les résultats parlent d'eux-mêmes. Ne dites pas que vous êtes une coureuse : soyez-en une.

LE PROGRAMME

- ★ Pas d'argent gaspillé
- ★ Pas de suivi de poids
- ★ Pas de suivi de fitness
- ★ Pas de mesure de rythme cardiaque/de tension artérielle
- ★ Pas de glandouille
- ★ Pas de matériel superflu
- ★ Pas de blabla

LES RÉSULTATS

- ☺ Perte de poids
- ☺ Forme
- ☺ Meilleure santé
- ☺ Dynamisme accru
- ☺ Meilleure réussite au travail
- ☺ Confiance en soi
- ☺ Bonheur

Ruth

Mon mari Olly et moi avons eu la chance de partir en voyage de noces pour trois mois, avec pour destination finale Perth, où j'ai pu rencontrer la merveilleuse grand-mère d'Olly, alors âgée de quatre-vingt-treize ans. Olly adorait sa grand-mère et il était très facile de comprendre pourquoi quand je l'ai vue pour la première fois. Elle a pris mon visage dans ses mains et a dit : « Bonjour ma jolie, j'avais hâte de te rencontrer », puis m'a fait asseoir pour partager une bonne tasse de thé, qui serait suivie de nombreuses autres.

C'était à Noël 2009 et nous arrivions à la fin de notre voyage, mais nous n'avions dépensé qu'une fraction de l'argent que nous avions économisé tellement la famille et les amis d'Olly, en Australie, s'étaient montrés généreux et hospitaliers. Tout au long de notre voyage, Olly avait parlé d'un roman qu'il avait en tête depuis dix ans ; à l'entendre parler, c'était comme s'il l'avait déjà écrit : il avait tous les noms des personnages et les lieux, toute l'intrigue et même le titre. Cela lui tenait tellement à cœur de tenter de mettre cette histoire noir sur blanc. Dans un moment de folie, au premier de l'an, nous avons donc décidé de démissionner de nos postes et de prendre six mois de congé supplémentaires pour permettre à Olly de s'essayer à l'écriture. Nous avons envoyé nos lettres de démission le 1er janvier, puis nous avons téléphoné à nos parents. Inutile de dire que notre « projet » a fait un flop total aux yeux de toutes les personnes concernées – et, surtout, quelques semaines plus tard, nous apprenions que nous attendions des jumeaux.

J'ai fini par avoir dans l'idée que, si seulement Olly se mettait à courir, il pourrait écrire bien plus aisément.

Tout à coup, nous avions cette plage de temps considérable devant nous, et nous étions tout excités à l'idée des voyages que nous avions encore à faire. Le livre s'écrirait pendant que nous voyagerions d'un bout à l'autre de l'Asie du Sud-Est, l'idée étant que ce serait le meilleur endroit où aller, avec ce qui était maintenant un budget très serré. Mais il s'est avéré très difficile d'écrire alors que nous bougions sans cesse d'un pays à un autre et d'auberge en auberge – Olly devenait de plus en plus inflexible : il avait besoin de poser ses valises pour que sa créativité puisse s'exprimer librement. Ça se comprend, me suis-je dit. D'autant que je commençais à avoir désespérément envie de retrouver une routine quotidienne et de manger des plats préparés par mes soins. C'est avec tout cela en tête que, d'un café Internet, au Laos, nous avons jeté notre dévolu sur la France (la nourriture était un facteur décisif) et avons envoyé de nombreux e-mails à des propriétaires de gîtes. L'un d'entre eux était au-dessus de notre budget maximal de 600 euros par mois, mais il avait l'air tellement merveilleux – une vieille bastide pittoresque – que, dans un élan de culot, j'ai écrit aux propriétaires. Je leur ai dit que nous n'avions pas les moyens de payer le loyer annoncé, mais que nous pouvions nous engager sur quatre mois et que mon mari écrivait un roman. Ce couple merveilleux nous a pris en pitié et nous a répondu en nous disant que nous pouvions l'avoir pour 600 euros et qu'il y avait une superbe terrasse au calme et non pas un, mais deux bureaux, pour qu'Olly écrive son roman. L'aéroport était assez proche, avec des vols Ryan Air pas chers afin que je puisse rentrer en Angleterre si et quand c'était nécessaire. Clairement, c'était un signe du destin. Nous voici donc partis pour la France.

J'étais aux anges quand nous sommes arrivés et que j'ai vu notre cuisine : une grande pièce façon campagne, avec toutes les commodités. Mes fringales de femme enceinte se sont bientôt portées sur les pâtisseries et toutes les spécialités françaises. Olly avait emporté un vieil exemplaire du Larousse gastronomique dans l'espoir que je devienne une sorte de chef étoilé Michelin. J'ai effectivement appris quelques recettes en m'y plongeant, et j'ai – j'aime à le croire – perfectionné mon art de la tarte Tatin et du soufflé. L'idée était que j'allais peindre et faire la cuisine pendant qu'Olly écrirait. Jusque-là, tout allait bien. Mais, très vite, nous avons commencé à déchanter. J'avais fait à peu près un dessin minable depuis notre arrivée, et demander à Olly si le nombre de pages avançait revenait à piquer un ours avec un bâton. Plus les jours passaient, moins il alignait de mots.

Et si je suis capable de convertir Olly à la course, je peux convertir n'importe qui. Y compris vous.

J'ai fini par avoir dans l'idée que, si seulement Olly se mettait à courir, il pourrait écrire bien plus aisément. J'avais ordre de mon médecin de ne pas courir, mais j'étais sûre que, si je pouvais, je trouverais aussi la peinture plus facile. Mais je ne pouvais pas, donc je ne peignais pas (excuse pathétique, je sais). C'est comme ça que ce livre est né. Olly a finalement fait ce que je lui disais de faire depuis notre rencontre : enfiler ses baskets, sortir et se trouver un circuit de course.

Je dois donner l'impression que c'était facile, alors que c'était tout sauf ça. Le pauvre Olly n'avait pas fait de sport depuis longtemps et je savais qu'il allait détester tout le processus qui consiste à marcher, s'ennuyer, courir trop vite et cracher ses poumons, puis se plaindre en rentrant à la maison et probablement ne plus jamais y retourner. Je l'ai donc briefé sur l'approche à adopter : doucement, doucement, doucement. Dans une certaine mesure, il a suivi mes instructions et, au moins, il n'a pas poussé le bouchon au point de se faire une blessure ou de se dégoûter à vie. En tout cas, pas pendant ses premières tentatives.

Il faut avoir à l'esprit qu'il s'agit d'un homme qui n'a jamais manqué une occasion de dénigrer la course à pied depuis notre rencontre, deux ans auparavant : « C'est tellement ennuyeux », « J'ai toujours détesté ça », « Je ne sais pas pourquoi tu te donnes tout ce mal », « Je ne vois rien que j'aimerais moins faire » J'avoue que ce n'était pas une mince affaire de le pousser à persévérer et d'entretenir sa motivation. Je tiens à ajouter qu'il n'a agi ni pour moi ni pour le livre. Je le jure : après avoir passé deux années à m'observer manger sainement et rester en forme, à m'écouter palabrer sur ce qu'il devrait faire, il s'est levé un matin et m'a annoncé de but en blanc qu'il partait courir. J'en suis presque tombée de ma chaise. (Il y est probablement allé juste pour ne plus m'avoir sur le dos pendant une heure, mais, après tout, toute raison de se sortir de la maison est bonne à prendre.) Il m'a aussi dit d'arrêter d'épiloguer là-dessus et de plutôt écrire tout ce que j'avais à dire. Donc me voici. Ce n'est rien de moins qu'un petit miracle. Je crois sincèrement que si lui peut y arriver, tout le monde le peut. Et si je suis capable de le convertir, je peux convertir n'importe qui. Y compris vous.

À : coach Niaque

De : Olly

Objet : ma première course

Les cinq premières minutes furent plutôt agréables. Ce n'était presque que de la descente, en suivant la route qui menait de notre petit village vers la vallée, et avec le vent dans mes cheveux, mon ventre qui me donnait de l'élan, mes jambes qui finissaient par se détendre, je commençais à penser que ce n'était peut-être pas aussi terrible que je l'avais craint. Puis je suis arrivé sur le plat. Tout à coup, je ne me sentais plus aussi léger que ça.

Au bout d'environ cinq minutes de course tranquille, je ralentissais, ralentissais de plus en plus, puis je me suis arrêté. Mais les conseils de Ruth continuaient de résonner à mes oreilles ; donc je me suis forcé à continuer à marcher, même si c'était avec les mains sur la tête en soufflant comme un bœuf. J'ai donc marché pendant les quinze ou vingt minutes suivantes, puis je me suis remis à courir doucement. Ça n'a pas duré bien longtemps, et je me suis bien vite remis à marcher. J'essayais de toutes mes forces d'apprécier le paysage hivernal autour de moi, les arbres nus, les champs couleur gadoue, le fait que je n'étais pas au travail. À la fin du circuit, il y avait une longue montée pour revenir au village fortifié composé de bastides. J'ai fait la montée en marchant (en espérant que Ruth n'était pas en train de m'espionner, embusquée je ne sais où), jusqu'à ce que je sois revenu à la place du village, puis je suis retourné jusqu'à la maison en courant. Ce qui faisait environ deux cents mètres en tout. J'ai frappé des deux mains à la porte, le visage dégoulinant de sueur, jusqu'à ce que Ruth vienne m'ouvrir et que je m'écroule dans la maison. Je me sentais terriblement mal. En tout et pour tout, j'avais dû courir un dixième du circuit, le tout en descente. J'ai regardé mon ventre pour voir s'il avait diminué de taille. J'avais encore beaucoup, beaucoup de chemin à faire.

Et vous,
c'était comment
votre première
vraie séance
de running ?

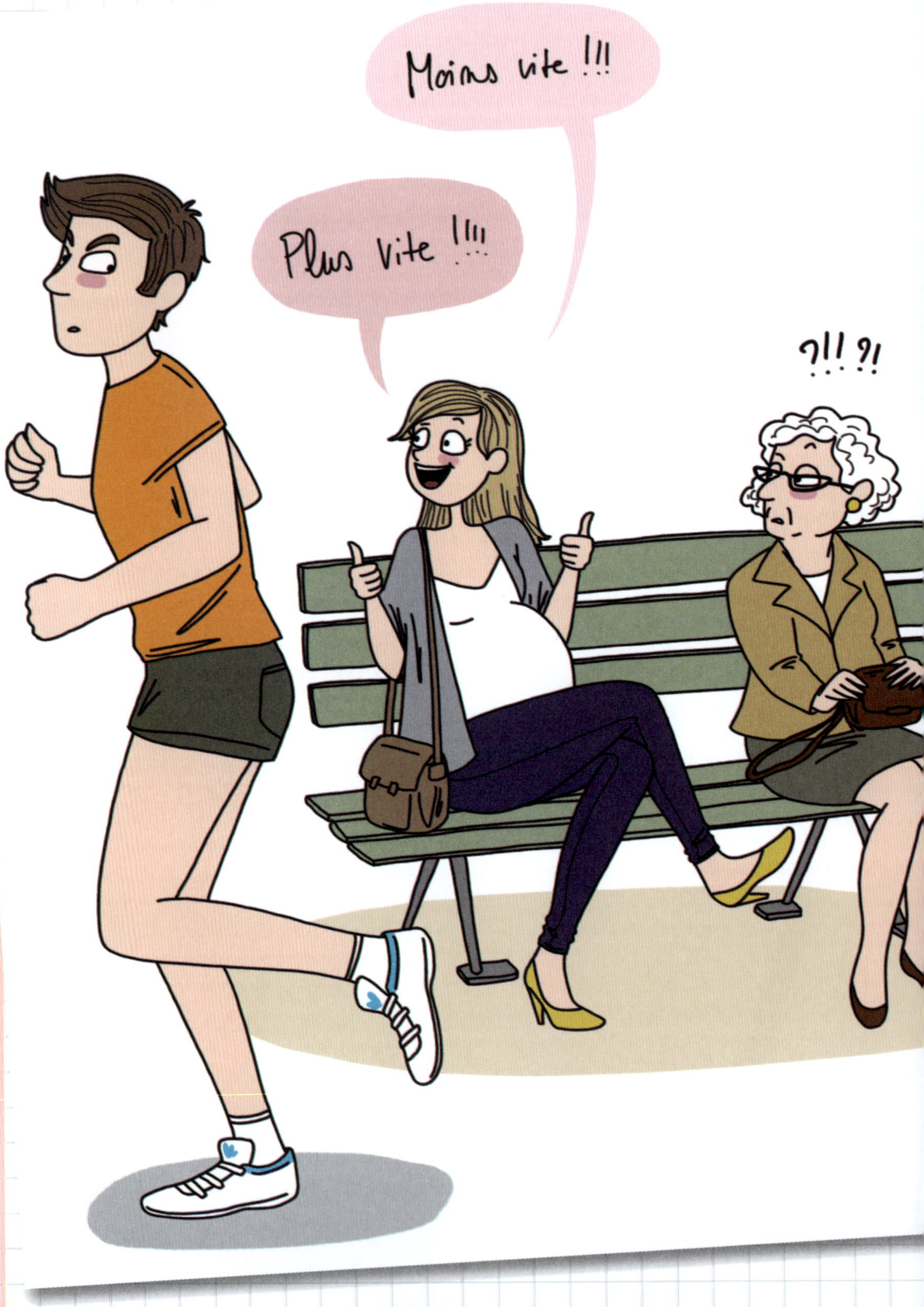
Plus vite !!!
Moins vite !!!
?!! ?!

2

L'illusion de la minceur

Courir améliore votre vie sexuelle...

En coup de pouce à votre vie sexuelle, il ne fait aucun doute que la course à pied augmente l'irrigation sanguine vers ces organes vitaux, ce qui vous donne plus d'énergie et d'enthousiasme – si vous voyez ce que je veux dire. Et si vous n'avez personne dans votre lit, sachez que la course est un substitut sexuel fantastique : non seulement vous resplendissez comme si vous aviez une activité débridée, mais votre attitude plus calme et plus sereine évoque plus une femme parfaitement comblée et satisfaite qu'une fille torturée et tendue, dont les autres disent toujours :
« Elle a besoin de tirer un coup. » C'est vous qui savez où vous vous situez.

Renouez avec votre mégère intérieure

La majorité d'entre nous entretiennent l'illusion d'être physiquement un peu mieux qu'elles ne le sont vraiment. Un peu plus minces, un peu plus jolies. On rentre le ventre devant le miroir, on se lisse les plumes, on fait une petite moue et on pose de telle manière que cela nous montre sous notre meilleur jour. Le double menton en moins. Et les pommettes saillantes en plus. Notre « pose miroir » n'a en fait aucune ressemblance avec l'image que nous renvoyons aux autres. Nous ne nous affichons jamais comme ça quand nous sommes en train de marcher dans la rue, de discuter avec des collègues au travail ou de flirter dans un bar. Il peut vous arriver d'apercevoir par inadvertance votre image dans un miroir, ou dans une vitrine, et de reculer d'horreur devant la rombière voûtée, fatiguée et sans pommettes qui vous regarde.
Mais vous détournez rapidement le regard et vous vous arrêtez chez l'épicier pour prendre une bouteille de vin et un snickers king size.
Ça vous rappelle quelque chose ?

Essayez de tout laisser ressortir, double menton compris. Scrutez-vous toute nue et dites-vous la triste vérité. Dans votre quête d'un corps plus mince et plus tonique, il est préférable que vous ayez *vraiment le sentiment* d'être grosse et moche. Faites le calcul : si vous passez votre temps à vous dire que vous êtes magnifique, vous ne pouvez pas avoir le déclic nécessaire pour faire mincir ces cuisses potelées et ce ventre rebondi.

Arrêtez de vous raconter que vous êtes ravissante alors que vous ne l'êtes pas.
Vous vous privez d'un carburant vital pour passer à l'action.

→ *Affirmations négatives*

Quand ma petite sœur essayait de perdre quelques kilos pour une soirée et est venue me demander conseil, c'est avec un certain degré d'anxiété que je lui ai révélé mon secret minceur le plus sombre et le mieux gardé. Quand je veux perdre quelques kilos dans l'urgence, je me regarde dans la glace tôt le matin – avant ma douche, sans maquillage et avec mon corps nu tout entier sous les yeux – et je me répète indéfiniment : « Espèce de grosse vache. » Je regarde ensuite Cameron Diaz ou toute autre célébrité sublime dans son bikini (la rubrique spéciale corps de rêve en bikini du magazine *Grazia* est parfaitement adaptée à cette partie de l'exercice), et le mantra commence à prendre tout seul. Ma sœur est partie d'un petit rire nerveux devant ce conseil, en apparence foldingue, prodigué par la sagesse de son aînée. « Essaie pour voir, lui ai-je dit, et je parie que tu trouveras beaucoup plus facile de te mettre au régime et au sport. Lorsque tu seras tentée par un plat bien calorique à déjeuner, remets-toi ces images en tête – toi *vs* Cameron Diaz – et répète-toi le mantra. Je te garantis que tu changeras d'avis et que tu choisiras un plat équilibré… et même moins que ça. »

À : coach Niaque

De : Anna

Objet : vous êtes fou ou quoi ?

Lorsque ma sœur m'a donné ce conseil abracadabrant pour m'aider à perdre quelques kilos pour une soirée, ma réaction initiale fut d'être totalement horrifiée. Premièrement, est-ce que Ruth n'était pas censée répondre, sans hésitation, que je n'avais absolument pas de poids à perdre ? Deuxièmement, est-ce que toute cette histoire de s'inspirer des filles minces ne serait pas complètement malsaine ? Troisièmement, plutôt que de me dire que je suis une « grosse vache », n'étais-je pas censée aimer mon corps, et tout le blabla ? Quoi qu'il en soit, sachant que ma grande sœur peut être légèrement non conventionnelle, mais faisant comme toujours confiance à son jugement, j'ai fait comme indiqué. J'ai trouvé une photo de Cameron Diaz courant sur la plage en mini bikini blanc – athlétique, mince, heureuse et resplendissante de santé – et je l'ai collée sur le miroir de ma salle de bains. Tous les matins quand je sortais de la douche, je me tenais debout, nue devant le miroir, je regardais mon corps, puis celui de Cameron, puis encore le mien, et je me disais (tout haut pour que ce soit plus incisif, encore sur les conseils de Ruth) : « ESPECE DE GROSSE VACHE ! »

Je ne sais pas vraiment ce que ça a déclenché psychologiquement, mais en tout cas, après ça, j'ai trouvé beaucoup plus facile de ne pas prendre un croissant le matin. Me dire « ESPECE DE GROSSE VACHE », puis détourner le regard en passant devant la pâtisserie que je croise tous les matins, en allant prendre le métro, m'a fait bien ricaner intérieurement. Quand je sortais courir, je pensais à Cameron Diaz gambadant sur la plage, et cette image me donnait un coup de fouet.

Effectivement, quand est arrivée la date de ma soirée, je me sentais divinement bien. Beaucoup de gens m'ont fait remarquer que j'étais très en beauté, et ma meilleure amie m'a même dit : « Anna, tu me donnes l'impression que je suis une grosse vache ! » Je me suis mise à ricaner une fois de plus, quand j'ai tout à coup réalisé : voilà que j'étais à cette soirée, mince, heureuse, en bonne santé, et plus épanouie que jamais.

Comme le dit clairement le coach Niaque depuis le début, tout revient à savoir canaliser votre mégère intérieure. Vous n'en avez pas ? Mais si, voyons. Elle est simplement cachée sous des couches et des couches d'âneries gnangnan et de mensonges à vous-même qui, heureusement, sont très faciles à éliminer. Voici comment...

Comment canaliser votre mégère intérieure

Croyez-moi quand je vous dis que nous avons toutes une mégère intérieure – d'ailleurs, j'irais même jusqu'à dire que c'est une des choses qui nous rend humaines. Je parie que vous trouvez assez facile de faire appel à elle quand il s'agit de critiquer les autres, n'est-ce pas ? Eh bien, je veux que vous tourniez cette mégère médisante et prompte à juger vers vous-même.

Fermez les yeux et prenez une grande inspiration. Pensez à une personne de votre travail ou de votre famille qui vous tape vraiment sur les nerfs. Concentrez-vous sur la caractéristique ou l'action bien particulière qui vous agace le plus chez cette personne. Arrêtez-vous dessus et considérez les mots et les expressions qui vous viennent alors à l'esprit sans aucun effort. Voilà ! Vous avez trouvé votre mégère intérieure. Félicitations. N'est-ce pas époustouflant de voir comme vous arrivez à entendre cette voix haut et clair lorsqu'elle est dirigée contre les autres ? Ok, très bien. La clé, maintenant, est de diriger votre mégère intérieure contre vous-même. Recommencez à vous dire toutes ces choses horribles qui vous sont venues à l'esprit il y a quelques instants, mais, cette fois, *à vous-même, sur vous-même*. Oui, VOUS.

Maintenant, pensez à la partie de votre corps que vous détestez le plus. Arrêtez-vous vraiment dessus pendant quelques instants. Puis pensez à la célébrité qui a la chance d'être en possession du parfait exemple de cette partie du corps[1] . Imaginez kidnapper cette célébrité et lui voler ses cuisses/fesses/avant-bras musclés pour vous les approprier. Ta mégère intérieure convoitera les fesses de Pippa Middleton.

[1] N'oubliez pas : seule une minuscule proportion des stars ultra-photogéniques de Hollywood sont des privilégiées génétiques qui sont nées avec une paire de jambes fuselées à souhait ou un petit cul rebondi. Elles paient leur propre coach pour faire le docteur Niaque et les obliger à se soumettre à une discipline de fer. Et elles ne mangent pas. Ne commencez pas à me raconter des histoires sur tout le travail par lequel passe votre célébrité moyenne avant d'apparaître sur la couverture de votre magazine préféré : les heures (parfois les jours) passées à la coiffure et au maquillage avant un shooting, pour une seule photo retenue parmi les millions prises, tout ça pour être retouchée au millimètre près. Cependant, les stars sont tout de même très belles en chair et en os, et elles n'ont pas le problème de la pose miroir, donc ne laissez pas tout ça vous mettre trop en joie non plus.

Gardez votre sens de l'humour en toutes circonstances.

La prochaine fois que vous serez assise dans le canapé à regarder une banale émission de télé-réalité, que vous vous étiez promis de *ne pas regarder aujourd'hui* pour pouvoir commencer un nouveau livre/ tondre la pelouse/faire du tri dans vos placards, prenez juste une pause et écoutez attentivement. N'entendez-vous pas une petite voix entêtante, comme un moustique qui bourdonne dans votre tête ?

« Espèce de nulle, je savais que tu ne le ferais pas. Je savais que tu laisserais tomber, je savais que tu échouerais. Personne ne pourra jamais te faire confiance si tu ne peux même pas tenir une petite promesse comme de ne pas regarder ces conneries. »

BINGO. C'est votre mégère intérieure.

Maintenant que vous avez localisé cette voix, il vous faut commencer à faire ami-ami avec elle. Écoutez-la simplement plus souvent et imaginez ce qu'elle dirait dans certaines situations. Répondre de votre mégère intérieure est le meilleur exercice pour renforcer votre relation. Vous identifiez et cultivez votre côté

Souvenez-vous qu'il s'agit d'un outil pour vous aider à aller courir et à perdre du poids. Votre mégère intérieure n'est pas là pour saboter votre estime de vous-même. Les affirmations négatives ne sont pas faites pour les âmes sensibles ou les personnes psychologiquement fragiles. Si vous êtes le genre de personne qui s'écroule dès qu'on la critique, tout cela n'est pas fait pour vous. Il vous faut avoir un solide sens de l'humour et être de nature plutôt costaude. Le coach Niaque ne veut pas que vous tombiez en dépression en cherchant à vous remettre en forme et à perdre du poids. Alors ayez du cran ou passez votre chemin.

mesquin et le dirigez contre vous-même pour vous aider à réussir. L'idée n'est pas de vous réprimander au point où la seule réaction valable semble être de dire : « Je suis tellement déprimée que je voudrais m'enterrer sous une montagne de chips. » Cela devrait plutôt être : « Je suis dégoûtée de tout ça et je vais faire quelque chose pour y remédier tout de suite ! » Il y a une distinction très claire entre les deux. Soyez audacieuse et assertive dans le langage que vous utilisez, pas pleurnicharde ni victime. N'oubliez pas : l'objectif est de vous motiver à aller courir, pas de vous immoler par la bouffe.

Si vous avez du mal à localiser votre mégère intérieure, essayez cette technique de visualisation : fermez les yeux et prenez une grande inspiration. Imaginez un tyran terrifiant que vous admirez plus ou moins dans la vraie vie (votre ancien prof de sport à l'école peut-être), ou un tyran fictif (Meryl Streep dans *Le diable s'habille en Prada* est un bon exemple), et ayez une conversation imaginaire avec elle. Que dirait-elle si elle entrait dans votre salon en ce moment et vous voyait affalée sur le canapé ?

Ruth

Je trouve sincèrement les « affirmations négatives » bien plus efficaces que leurs contreparties mielleuses pour me motiver. Je crois que c'est surtout parce qu'elles me font rire… bien que, je dois dire, j'aie toujours trouvé l'idée des « affirmations positives » assez amusantes. Regarder dans le miroir et répéter « Je suis belle et propre et pure et je mérite d'être aimée », ou toutes autres balivernes : je ne pourrais jamais me prendre au sérieux. D'ailleurs, est-il jamais possible de se prendre au sérieux quand vous parlez à votre reflet dans un miroir ? Tout cela est tellement artificiel. Donc si je dois le faire, je trouve que me donner des petits noms méchants est bien plus motivant, et ça a l'avantage supplémentaire de me faire vraiment rire.

L'humour est un outil de motivation génial – se prendre trop au sérieux peut être paralysant et quand j'arrive à me moquer de moi-même, c'est très libérateur. Nous nous sentons tous tout de suite psychologiquement plus légers lorsque nous rions, et ça rend les choses plus faciles. C'est mon expérience et ce n'est peut-être pas la même chose pour tout le monde, mais ma sœur et moi en discutons régulièrement et nous ne manquons jamais de nous encourager mutuellement. Et je suis sûre que nous ne sommes pas les seules sœurs à être cruellement franches l'une envers l'autre. Si l'une d'entre nous est vraiment déprimée, que ce soit d'avoir pris quelques kilos, à cause d'une soudaine éruption d'horribles boutons ou toute autre crise majeure de la vie, nous ne sommes jamais très tendres l'une avec l'autre. Il y a beaucoup plus de chances que ce soit dans la veine de « Oui, tu es une grosse vache, fais quelque chose ! », ce qui fait immédiatement rire l'autre, qui commence tout de suite à se sentir mieux… et plus motivée. En faisant face à vos peurs, en les partageant et en vous les faisant confirmer, plutôt que de se faire baratiner par une amie bien intentionnée – « Non, tu n'es pas grosse, tu as des formes ! » –, vous affrontez courageusement la vérité. Ce qui vous permet de faire quelque chose pour remédier à ce qui vous désole autant. À la minute où une amie vous dit ce qu'elle pense que vous voulez entendre, vous retournez dans le canapé avec votre intégrale de Mad Men, *engloutissez joyeusement un pot de Ben & Jerry's, en vous confortant dans l'idée que vous n'êtes pas grosse, vous êtes juste le sosie de Christina Hendrick. (Ce qui n'est pas le cas. Elle a des formes. Vous, vous êtes grosse.) Mais si vous prenez le taureau par les cornes et que vous courez 10 km un dimanche matin, vous pouvez manger cette glace sans la moindre culpabilité et probablement séduire Don Draper dans la foulée.*

En faisant face à vos peurs, en les partageant et en vous les faisant confirmer, plutôt que de se faire baratiner par une amie bien intentionnée, vous affrontez courageusement la vérité.

Il est bien sûr très dangereux de commencer à vous autodénigrer, mais je suis convaincue qu'il faut que vous soyez déjà malade ou très fragile pour que cette méthode vous fasse vraiment du mal. Le secret est de garder un sens de l'humour à toute épreuve. Le test est que si ça ne vous a pas fait rire jusqu'à maintenant, ce n'est probablement pas pour vous !

Sept bonnes excuses

→ *1. Je n'ai pas la constitution pour courir*

Il n'y a pas de constitution pour courir. Toutes les constitutions sont bonnes. Cette excuse cache une peur sous-jacente de l'échec. Les femmes à forte poitrine, en particulier, affectionnent cette excuse. J'ai participé à une course avec une amie qui fait un bonnet E. Elle portait deux soutiens-gorge de sport et subissait moins de frottements de tétons que moi (qui fais un bonnet B les bons jours) et elle m'a battue, alors voilà !

À : coach Niaque

De : Nicola

Objet : une question de soutien

Je pensais ne pas être constituée pour la course. Je suis ce qu'on qualifie de « carrée », avec une très lourde poitrine qui en a fait plus d'un se cogner contre un lampadaire et beaucoup d'autres s'adresser à ma poitrine comme si elle avait une personnalité bien à elle. Courir n'était pas confortable. Quand j'étais adolescente, je portais deux maillots de bain pour éviter les effets de ballotement. Donc, quand je me suis mise à courir vers l'âge de trente ans, je portais deux soutiens-gorge pour maintenir tout ça en place. Ça marchait bien de ce point de vue-là, mais ça ne décourageait en rien les commentaires graveleux. Mais j'ai continué à courir et même si me plonger dans la musique n'empêchait pas les mauvaises blagues des coureurs sur ma poitrine (« Rendez-leur leur liberté, à ces bêtes ! » fut l'un des plus mémorables…), je me suis perfectionnée dans l'art du regard absent en croisant les coupables. Les soutiens-gorge de sport ont technologiquement beaucoup évolué ces dernières années, donc le soutien-gorge supplémentaire n'est plus nécessaire. Et même si, avec deux grossesses et le temps qui passe, mes enfants ont donné le qualificatif peu flatteur de « longue » à ma poitrine, le fait que je continue à courir a eu pour effet de la faire diminuer un peu de volume, et il y a aujourd'hui plus de chances qu'on m'adresse la parole en me regardant dans les yeux. De plus, grâce à la pratique de la course à pied (et aujourd'hui aussi du triathlon), pour la première fois je me sens bien dans mon corps et je n'attache plus aucune importance à ce que les autres en disent ou en pensent.

→ *2. Je déteste courir*

Bien. Vous seriez un peu cinglée si vous aimiez ça. Tout le monde déteste courir, jusqu'au moment où on a pratiqué religieusement pendant quelque temps. Détester quelque chose ne devrait pas vous empêcher de vous y essayer. Après tout, la haine et l'amour ne sont que le revers d'une même médaille – vous connaissez le cliché. Donc, si vous détestez ça (de tout votre cœur, comme mon mari), vous êtes en fait en très bonne posture. Vous avez la passion, et une fois que vous vous y serez mise, vous aimerez courir au moins autant que vous proclamiez auparavant haïr ça.

→ *3. Je n'arrivais même pas à courir à l'école, c'est tellement ennuyeux...*

Non, c'est d'être grosse qui est ennuyeux et, pire, se lamenter parce qu'on est grosse et ne rien faire pour changer quelque chose est encore plus ennuyeux. Ne vous rappelez-vous pas que la plupart des choses étaient ennuyeuses quand vous étiez à l'école ? Être jeune, par exemple. Vous vous souvenez à quel point vous vouliez désespérément être adulte et avoir un métier ? C'était bien illusoire, non ? Nous ne sommes plus à l'école, alors prenez-vous en main. Tout de suite.

Notre réflexe de recherche de bonnes excuses est ancré au plus profond de nous et pernicieux. Les attaques régulières de votre mégère intérieure aideront à l'enrayer.

→ *4. Je n'ai pas le temps*

Celle-là, c'est la plus hypocrite de toutes. Tout le monde dispose des mêmes vingt-quatre heures par jour. Comment croyez-vous que le président Obama trouve le temps d'aller courir tous les jours ? Vous pensez qu'il arrive à trouver une faille spatio-temporelle comme par magie ? Non. Il a les mêmes vingt-quatre heures que vous et je peux vous garantir qu'il a plus de choses à faire dans n'importe quelle journée que vous n'en avez sans doute en une semaine entière... et je parle des semaines les mieux remplies. Alors arrêtez tout de suite cette excuse-là. Levez-vous plus tôt. Couchez-vous plus tard. Ou organisez-vous et courez en allant au travail ou en en revenant. Cette dernière solution est sans doute la moins chronophage de toutes. La course à pied est le sport qui prend le moins de temps.

→ 5. *Je dois d'abord faire X ou Y*

C'est un « Je n'ai pas le temps » déguisé. C'est l'excuse qui, à un niveau inconscient, vous empêche de vous confronter à ce qui vous semble difficile. Acceptez que vous pourrez toujours vous dire que vous avez d'abord autre chose à faire. Mais ce n'est qu'une illusion parasite. Ignorez-la.

→ 6. *Il pleut, il fait trop froid, il fait trop nuit, il y a trop de vent*

Nous vivons sous un des climats les pires pour la pluie. Mais voyez les choses sous cet angle : jamais la finale de la coupe de football ni le marathon de Londres ne sont annulés pour cause de pluie. La pluie n'est en aucun cas une entrave à la course. C'est même, à bien des égards, une raison de plus pour y aller. Il n'y a rien de tel que de sortir braver le pire des éléments et de juste courir. Le monde vous récompense de vos efforts en vous faisant revenir les joues dix fois plus roses qu'après une course dans des conditions moins ardues, et vous rentrez avec l'impression que vous pourriez escalader l'Everest. Habillez-vous en conséquence et allez-y. Je vous le promets : quand vous l'aurez fait une fois, vous ne prendrez plus jamais l'excuse du temps qu'il fait.

Pour le « Il fait trop nuit », eh bien, vous êtes trop grande pour avoir peur dans le noir. C'est génial de courir dans l'obscurité. Surtout si vous en êtes au début de ce programme et que vous n'avez pas très envie de vous montrer lorsque vous vous aventurerez dehors pour la première fois. L'obscurité ne vous empêche pas de faire un aller-retour au pub ni de rentrer chez vous aux heures obscures après une soirée dans un night-club. La seule chose à vous rappeler est que vous devez prendre des précautions appropriées, dont la plupart ne sont que du bon sens. Mais, par acquis de conscience, j'en ai fait la liste dans l'annexe 1 : Santé et sécurité.

→ *7. Je n'y arriverai jamais*

Si. Vous. Le. Pouvez. (Pour plus d'efficacité, répétez-vous ça indéfiniment à vous-même, avec la même conviction que le « Yes we can » du président Obama.) Au chapitre suivant, dans le programme en six étapes, le coach Niaque vous montrera comment. Vous n'avez pas besoin d'avoir un corps plus musclé ou de vous remettre en forme d'abord. Vous n'avez pas besoin de plus de temps. *Vous êtes prête à vous lancer telle que vous êtes.* Vous n'avez qu'à poursuivre votre lecture quelques minutes de plus, puis à vous lever de votre canapé et à sortir de chez vous. C'est aussi simple que ça.

> Soit vous faites les choses soit vous ne les faites pas, mais ne vous privez pas de votre capacité d'action en vous cherchant des excuses tout le temps. C'est ennuyeux et ça vous affaiblit. Choisissez « oui » ou « non » et bannissez toutes les tergiversations entre les deux. Alors prenez une profonde inspiration, faites taire toutes les pensées qui vous parasitent et tournez la page.

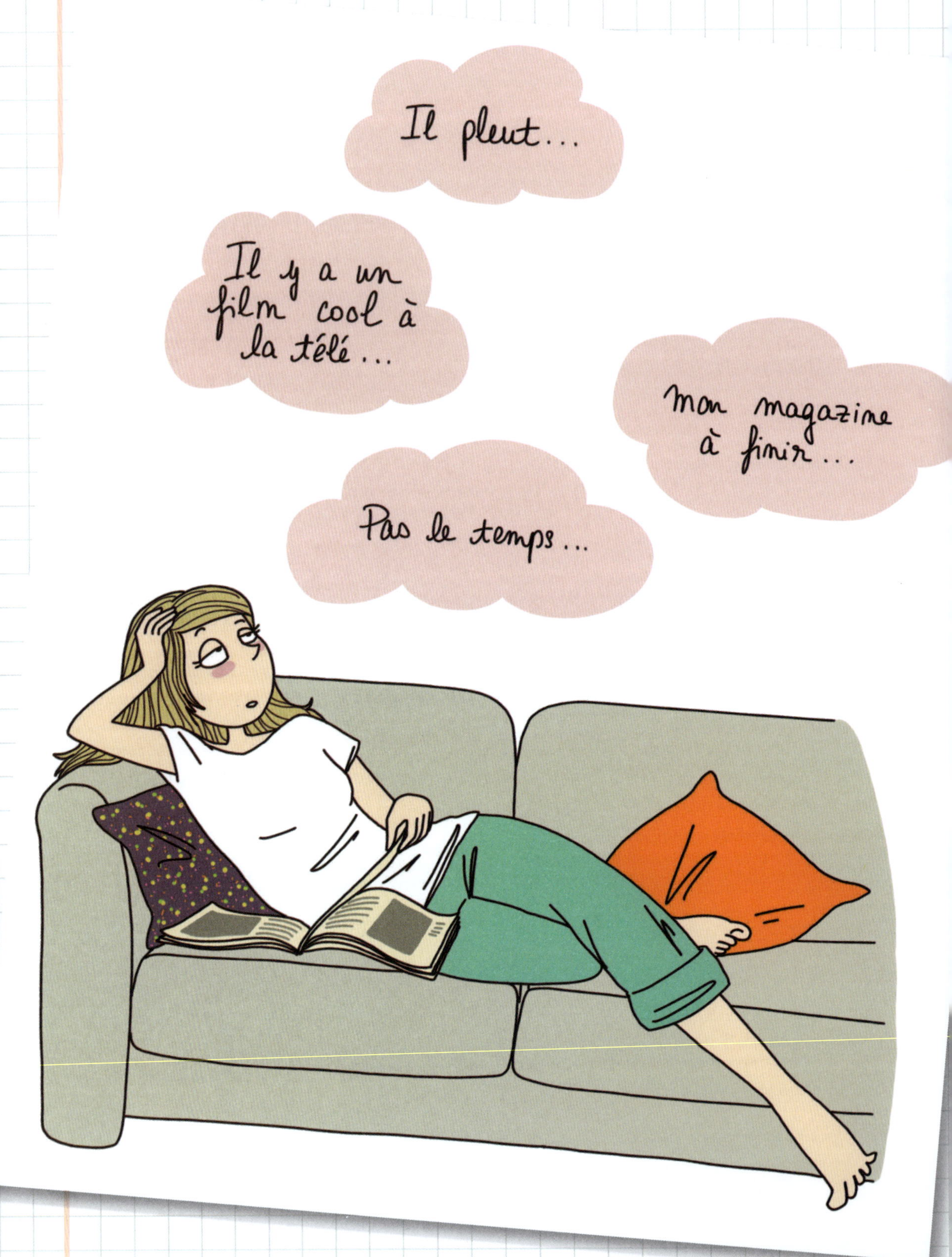
Il pleut...
Il y a un film cool à la télé...
Mon magazine à finir...
Pas le temps...

3

Le programme en six étapes

Courir vous fait vous sentir mieux dans votre tête…

La course à pied a des vertus méditatives qui, à mes yeux, sont un de ses avantages les plus chers. Si je suis anxieuse, angoissée ou incroyablement stressée, rien ne me fait plus de bien qu'une bonne heure de course. Mieux encore, si vous vous sentez déjà en pleine forme, partir courir peut être presque hypnotique. Si chacun a une expérience différente, tous les coureurs savent exactement de quoi je parle. Ce matin, Olly m'a dit s'être senti incroyablement paisible et contemplatif pendant une course : « Parfois mon esprit se vide complètement et j'arrive à ne penser à rien. » C'est un état merveilleux à vivre : se libérer l'esprit du tout au tout.

Bonjour, les lièvres, si vous saviez combien je vous aime ! Tout ce que vous avez à faire, chers premiers de la classe, c'est d'enfiler vos baskets, lire l'étape 1 et vous lancer. Mais si vous préférez y aller plus en douceur, vous devriez tout de même lire cette partie, cela vous donnera une idée de ce qui vous attend… Au chapitre suivant, vous trouverez un programme plus détaillé pour ceux qui ont un peu plus besoin d'y aller mollo. Et, sait-on jamais, la motivation pourrait bien surgir quand vous vous y attendez le moins. Alors, si ça arrive, PARTEZ COURIR.

Sans tergiverser, adaptez ce programme à votre poids et à votre niveau d'entraînement.

Nous y voilà donc ! Avec un peu de chance, votre sens de l'humour est toujours intact et vous trépignez à l'idée de passer à l'action. En six étapes simples, réparties sur huit semaines, je vais vous apprendre à courir. Suivez ces étapes et **n'en sautez aucune**. Vous allez devoir faire usage de votre bon sens et respecter vos limites.

Je suis pleinement consciente que démarrer est peut-être ce qu'il y a de plus difficile pour vous, et il existe, bien sûr, un facteur gène non négligeable dans tout ça. Les « mais », les « si », les « trucs » qui vous retiennent de lever votre derrière et de sortir de chez vous. Vous achetez le matériel, vous vous faites des promesses à vous-même et à votre moitié, et vous vous aventurez dehors une fois, pour ensuite laisser tomber, humiliée que vous êtes de vous être retrouvée à cracher vos poumons au bout de dix minutes. Cela n'arrivera plus jamais si vous suivez le programme simple en six étapes du coach Niaque. Parce que **toute personne** de **tout poids** et de **tout âge** peut y arriver.

→ Étape 1 : vous êtes seule avec vous-même

Buvez un grand verre d'eau. Vêtue confortablement et une paire de baskets aux pieds (n'en achetez pas de nouvelles pour l'occasion : tout modèle qui maintient à peu près bien le pied fera l'affaire à ce stade), passez la porte d'entrée et marchez jusqu'à l'espace vert le plus proche. Si vous n'avez pas accès à un espace vert, marchez dans les rues autour de votre maison. **L'objectif de l'étape 1 est de franchir le seuil de votre porte et de créer un circuit qui commence et qui finit chez vous. Cela deviendra à terme votre circuit de course.** Portez une montre si vous le voulez afin de pouvoir chronométrer le circuit, mais il n'est pas nécessaire de le faire avec une précision extrême. Il faut qu'il prenne en gros 1 h 30 de porte à porte, ce qui devrait correspondre à environ 5 ou 6 km. Idéalement, le circuit doit être assez plat ; si le paysage est intéressant ou joli, c'est un bonus, et il faut éviter autant que possible le béton afin de préserver vos articulations. Mais ce doit être un circuit – pas plusieurs tours d'un même

Parcourez ce premier circuit toute seule. Il est déjà assez dur de se motiver sans avoir à fournir l'effort supplémentaire de motiver quelqu'un d'autre. Un problème partagé est, dans ce cas, un problème double. À ce stade, la présence d'un(e) ami(e) rendra les choses beaucoup plus difficiles. Ses promesses non tenues, ses excuses pathétiques et sa conversation négative et décourageante vous empêcheront d'avancer. « Ça ne marche pas, et si on s'inscrivait plutôt à ce cours de Pilates ? », « Oh, prenons un milkshake, ça ne va pas nous tuer. » Si. Vous pouvez bien sûr initier un débutant à la pratique et partager avec lui ce que vous avez appris, et même courir avec lui, mais seulement une fois que vous avez « pigé le truc » vous-même. L'étape 1 n'est pas le moment d'enrôler un compagnon. Il s'agit de vous, et de personne d'autre.

parc –, juste un circuit continu qui vous ramène chez vous, idéalement en ne passant pas deux fois par le même endroit. Personnellement, j'avais commencé avec des tours du parc de Clapham Common et c'était désespérément ennuyeux et déprimant.

Parcourez le circuit en marchant à une allure confortable. À moins que vous soyez particulièrement peu en forme, vous devriez être capable de le faire facilement. Si vous avez du mal, ralentissez, mais essayez de ne pas vous arrêter. Accélérez un peu la cadence si vous en avez envie et que c'est confortable. Ok, c'est bien. Vous avez défini un circuit et vous l'avez parcouru en marchant sans vous arrêter. C'est un très bon début.

→ *Étape 2 : dans les starting-blocks*

Répétez l'étape 1. Vérifiez auprès de vous-même que vous appréciez vraiment votre circuit : que vous en aimez le paysage ; qu'il est assez long (minimum 1 h 30 de porte à porte en marchant) ; que vous n'êtes pas intimidée par les gens que vous y croisez ; qu'il n'est pas dangereux ; que vous n'allez pas vous perdre. Y a-t-il un changement que vous aimeriez y apporter, que ce soit pour l'améliorer ou pour le rallonger ? Si oui, faites cet ajustement maintenant. Êtes-vous à l'aise dans vos vêtements ? Portez-vous un soutien-gorge qui vous maintient suffisamment ? Vos baskets sont-elles confortables ? N'avez-vous pas trop chaud ? Pas trop froid ? Bien.

→ *Étape 3 : ne courez pas avant de savoir marcher*

Répétez l'étape 2. Puis refaites le trajet en marchant le lendemain. Et le surlendemain. Marchez un peu plus vite à chaque fois ou faites des portions de circuit en accélérant un peu le pas à chaque fois. Au bout de quelques jours ou de quelques semaines, en fonction de votre poids et de votre forme de départ (le coach Niaque compte sur vous : évaluez-les vous-même), vous devriez vous renforcer et marcher de plus en plus vite et facilement. Vous devriez vous sentir de plus en plus confiante en votre itinéraire, et de plus en plus détendue, parce que vous commencez à le connaître par cœur. Ne vous démoralisez pas à l'idée d'évaluer vous-même votre forme physique. Cela ne veut pas dire que vous devez vous laisser tenter par l'idée de dépenser de l'argent pour faire des tests de forme dans un club de gym ou faire mesurer votre indice de masse corporelle ou votre rythme cardiaque, ou toute autre chose hautement scientifique. Contentez-vous de regarder dans le miroir et de vous demander en toute franchise où vous en êtes en matière d'exercice physique. Combien de semaines ou d'années se sont-elles écoulées depuis que vous avez fait du sport pour la dernière fois ? (Sachant que courir quelques mètres après un bus ou taper dans un ballon dans votre jardin **ne compte pas.**) Quelle est vraiment l'image que vous renvoie votre corps ? Voyez-vous des muscles ou bien est-il enfoui sous des couches de graisse ? Soyez franche et réaliste. **Même si vous n'avez JAMAIS fait de sport de toute votre vie et que vous êtes extrêmement grosse, vous pouvez tout de même suivre ce programme.**

N'oubliez pas **qu'il ne faut pas courir tant que votre circuit de marche n'est pas devenu une seconde nature**, c'est-à-dire avant que vous soyez capable de le faire facilement, sans vous essouffler, et que vous vous sentiez totalement prête – dans votre tête et dans votre corps – à vous mettre à courir doucement. Vous sentirez le moment où vous êtes prête à franchir la transition : votre respiration se sera considérablement améliorée depuis votre première sortie, celle où vous vous êtes peut-être essoufflée en marchant. De plus, si vous êtes restée complètement sédentaire pendant un certain temps, vous aurez probablement commencé à perdre un peu de poids juste en marchant, ce qui devrait être extrêmement encourageant et vous aider à vous motiver pour continuer.

Si vous êtes mince, n'allez pas croire que vous êtes obligatoirement plus en forme que les rondouillardes. Vous pouvez être très mince et pourtant incroyablement peu musclée. Pour vous les filiformes qui n'ont jamais fait aucun sport, faites de la marche et voyez comment vous vous en sortez. LE TEST DE LA RESPIRATION est une excellente façon de déterminer ce dont vous êtes capable. Vous devriez toujours pouvoir tenir une conversation tout en marchant vite ou en courant doucement. Si vous n'arrivez pas à parler ou à prononcer une phrase, c'est que vous êtes en surrégime. De la même manière, si vous êtes capable de chanter l'hymne national à tue-tête, passez à la vitesse supérieure.

Si vous arrivez à vous extraire de votre lit ou de votre canapé, et à aller travailler ou faire les courses, vous êtes assez en forme pour suivre l'étape 1.

Le seul test de forme valable est le test de la respiration, le test le plus anti-blabla de toute l'histoire de l'humanité.

→ *Étape 4 : doucement mais surement*

Ok, vous êtes maintenant prête à commencer à courir. Sortez marcher comme vous l'avez fait aux étapes 1, 2 et 3. Après avoir marché à une allure soutenue pendant environ dix minutes pour vous échauffer, mettez-vous à courir aussi lentement que vous le pouvez. La différence entre une marche rapide et une course lente est la suivante : quand une marche rapide se transforme en une course lente, vous décollez légèrement les pieds du sol à chaque pas (aussi lentement que vous puissiez courir, *vous devez toujours décoller*). La course lente doit s'enchaîner tout à fait naturellement à l'allure de votre marche rapide. Mettez-vous à courir *très lentement* et résistez à la tentation d'accélérer. Vous vous essoufflerez bien assez vite. Allez lentement. Allez encore plus lentement. Aussi lentement que c'est humainement possible. L'objectif est d'aller aussi lentement que vous le pouvez pendant aussi longtemps que vous le pouvez sans avoir à vous arrêter. Dès que vous devez vous arrêter, il faut marcher, pas s'asseoir, et encore moins vous écrouler sur un banc avec la tête entre les jambes en priant pour ne pas faire une crise cardiaque. Ce que je veux vous dire ici, c'est qu'il est très important de rester toujours en mouvement. Pigé ? Bien.

Donc une « marche-course » tout en douceur sur votre circuit, idéalement tous les jours, mais quatre ou cinq fois par semaine c'est déjà bien, en courant sur une distance un peu plus longue à chaque fois avant de vous remettre à marcher. Le mieux est de courir à partir du même point tous les jours, en essayant d'allonger la distance sur laquelle vous courez avant de finir en marchant. Oui, vous pouvez vous remettre à courir à petites foulées après avoir marché, mais afin de mesurer vos progrès efficacement, il vaut mieux commencer du même endroit et aller de plus en plus loin, même si ce n'est que de quelques mètres chaque jour ou de cinq minutes par semaine.

Ruth

Cette méthode est née quand je suis revenue habiter un an avec ma mère, alors âgée de cinquante-sept ans. J'avais trente ans et il me tenait à cœur de payer les dernières traites de mon prêt étudiant. (Ça m'avait coûté trente mille livres pour devenir avocate, un choix de carrière complètement dément. Ne le faites pas.) Donc, ma mère m'a gentiment rouvert sa porte. Je sais bien ce qu'elle ressent pour moi. Elle m'aime de tout son cœur et elle est très fière. Mais elle me trouve aussi un peu agitée, un peu extrémiste et un peu fasciste en matière d'alimentation, si je puis dire. Voyez-vous, ma mère est une heureuse nature très décontractée, donc je sais que c'est avec un brin d'anxiété qu'elle a accepté de me reprendre dans son foyer.

Mais vous savez quoi ? Au bout d'un moment, on ne pense plus du tout à la perte de poids. Ça devient un simple bonus secondaire.

Après que j'ai procédé à un grand nettoyage de printemps de la cuisine – le réfrigérateur et tout son contenu, ainsi que tous les placards – nous nous sommes assises pour prendre une bonne tasse de thé en bavardant. C'est là que ma mère m'a annoncé qu'elle avait à cœur de se remettre en forme et de perdre du poids. Elle avait fait pas mal de sport jusqu'à la quarantaine, et était même allée jusqu'en compétition de netball. Elle est également catholique (c'est un immense avantage, à la fois pour rentrer en contact avec sa mégère intérieure et pour avoir la niaque d'une manière générale). Mais, à cinquante-sept ans, elle flanchait. Elle manquait d'énergie, déprimait un peu sur son poids et sans doute se sentait-elle un peu seule avec mon père qui passait beaucoup de temps à travailler à l'étranger. J'avais du mal à contenir ma joie. Quel merveilleux projet pour moi : devenir l'entraîneur personnel de ma propre mère et pouvoir laisser libre cours au dictateur qui sommeillait en moi.

Pour ma mère, le circuit consistait en un tour du parc du quartier, Virginia Water. C'est un circuit d'environ 6 km. Ma mère était persuadée qu'elle n'y arriverait jamais. Qu'elle était trop grosse, trop vieille, trop mal à l'aise. Elle n'avait encore jamais couru sur une longue distance (bien qu'elle aie eu le bonheur de pratiquer le saut d'obstacles dans sa jeunesse). Nous avons commencé par simplement marcher. En levant bien le pied, en agitant les bras et en bavardant en chemin. Puis nous avons commencé à courir doucement, tout doucement, je veux dire vraiment à la vitesse de l'escargot, sur la première partie du circuit. Chaque jour, elle courait sur une distance un peu plus longue et, bien vite (environ deux mois plus tard), elle était capable de courir sur tout le circuit en douceur, sans problème. Elle était épatée d'elle-même.

C'était il y a cinq ans. Elle fait toujours ce circuit mais a ajouté à son répertoire des séances régulières au club de gym et de la natation. Elle mange peut-être encore un caramel mou de temps à autre, mais elle mange aussi beaucoup plus de poisson et de légumes verts. Elle n'est plus sous l'emprise d'aucune illusion, puisqu'elle est en contact avec sa mégère intérieure et que la voix du coach Niaque lui résonne aux oreilles à chaque fois qu'elle tend la main vers un scone. Cette heure à courir lui a rendu son assurance et sa vitalité, et, surtout, lui a redonné tellement plus d'énergie à consacrer au reste de sa vie. Ah oui, et elle a perdu beaucoup de poids. Mais vous savez quoi ? Au bout d'un moment, on ne pense plus du tout à la perte de poids. Ça devient un simple bonus secondaire et plus la raison de courir.

À : coach Niaque

De : maman

Objet : la vérité sur la course à pied

Je jouais au netball et au squash après avoir eu mes quatre enfants, et je suis restée assez en forme et musclée jusqu'à la quarantaine. Mais je n'avais plus vraiment fait aucun sport depuis quinze ans, et encore moins depuis que j'étais ménopausée. Ça me manquait, mais pour moi c'était du passé.

Lorsque Ruth est revenue à la maison, j'ai été impressionnée par sa rigueur en matière de sport et de nutrition, et j'ai remarqué combien elle était plus calme plus comblée après être allée courir. S'il lui arrivait d'être de mauvaise humeur, je lui disais d'aller courir ! J'aurais bien voulu aller parfois avec elle, mais je savais que je ne pourrais jamais courir, parce que j'étais trop vieille et trop grosse. Par bonheur, Ruth voyait les choses différemment. Elle m'a enrôlée dans une sorte de projet, convaincue que je pouvais courir, et je dois dire qu'elle a été un coach très agréable et très persuasif.

Je n'ai pas acheté de chaussures ni de soutien-gorge spécial, nous nous sommes d'abord contentées d'aller faire le tour de Virginia Waters. Ça fait environ 6 km, je crois. C'est une très jolie promenade autour d'un lac et nous l'avons parcourue tout en bavardant, à vive allure et en balançant les bras. Après avoir fait le trajet plusieurs fois en marchant, elle m'a dit de me mettre à courir un peu avec elle. Nous courions si lentement que ça semblait un peu idiot, mais je fatiguais tout de même assez vite. Elle l'a senti et m'a dit de m'arrêter et de faire la fin du parcours en marchant. Nous n'avons probablement couru que pendant une minute la première fois, mais elle m'a félicitée à la fin et j'avais vraiment l'impression d'avoir accompli quelque chose. À chaque fois que nous y allions, je courais un peu plus loin. C'était facile de faire un peu mieux chaque jour : j'essayais de courir jusqu'à un arbre ou jusqu'au banc juste après l'arbre, ou jusqu'aux cygnes encore un peu plus loin, en repoussant un tout petit peu plus mes limites à chaque fois.

Un jour, j'ai réussi à courir jusqu'au panneau à mi-chemin du tour du lac. Je n'arrivais pas à croire que je pouvais aller aussi loin. J'étais enchantée et j'ai réalisé que bientôt j'allais pouvoir courir sur l'intégralité du parcours. La première fois que je l'ai fait, je n'étais pas juste contente de moi-même, j'étais émerveillée. J'en parlais à tout le monde autour de moi ! Je me suis mise à le faire tous les jours tellement j'y prenais du plaisir.

Je courais toujours très, très doucement, mais en fin de parcours j'avais chaud et l'impression de m'être beaucoup dépensée. Ruth m'a assuré que je perdrais du poids facilement même à mon âge et le fait est que les kilos s'envolaient, malgré mes habitudes alimentaires pas toujours saines. Et je me sentais tellement mieux dans mon corps. Me lever le matin pour aller à la messe, faire les courses et même le repassage – que j'ai en horreur – semblaient plus faciles. Je savais que c'était grâce à la course, donc j'ai continué.

J'avoue que je n'avais pas couru depuis un certain temps quand Ruth m'a parlé de son livre – j'avais remplacé ça par des séances de gym, où je courais sur un tapis roulant –, mais depuis que je l'ai lu, je m'y suis remise tout de suite… principalement parce que je suis terrifiée par le coach Niaque !

→ *Étape 5 : on ne s'arrête pas en si bon chemin*

Répétez scrupuleusement l'étape 4. Repoussez vos limites un petit peu plus loin à chaque fois, jusqu'à ce que vous ayez parcouru tout le trajet en courant (hormis la marche d'échauffement) sans vous arrêter. Vous serez tellement fière de vous. Lorsque vous arriverez à faire tout le parcours en courant, vous serez totalement préparée, ayant augmenté votre endurance doucement mais sûrement, à un rythme adapté à votre forme physique. Vous vous êtes fait le plus beau cadeau de tous. Et vous le garderez pour le restant de vos jours. Tout ce que vous avez à faire, c'est de continuer. Trois fois par semaine est le minimum et cinq fois l'optimum. Le parcours doit durer en gros quarante-cinq minutes de porte à porte, idéalement pas plus d'une heure.

N'essayez pas d'égayer un peu les choses en faisant des échauffements et des étirements fantaisistes. Vous ne savez sans doute pas les faire comme il faut, de toute façon, et les faire d'une manière incorrecte vous donnera l'air d'une vraie fumiste.
L'échauffement idéal consiste à marcher vite en balançant les bras. Tenez-vous droite et rentrez le ventre et les fesses. Essayez de garder une bonne posture à tout moment lorsque vous courez. En fin de parcours, récupérez en suivant les mêmes principes.

À: coach Niaque

De: Olly

Objet: Yes I can

C'est au bout de six semaines après ma première course que j'ai finalement parcouru mon circuit sans marcher. C'était une impression incroyable. Pendant la semaine précédente, j'y étais presque arrivé à quelques occasions, pour finalement m'avouer vaincu à chaque fois par la montée finale de la vallée vers la place du village. Un jour ou deux plus tard, j'ai réessayé, mais, cette fois, pour je ne sais quelle raison, j'y arrivais encore moins et je me suis retrouvé à marcher pendant tout le dernier quart d'heure. C'était incroyablement frustrant. Je n'ai pas couru le lendemain, ce qui s'est avéré être une bonne idée, parce que ce fut le jour suivant que, ayant repris toutes mes forces, j'y suis arrivé.

Je me rappelle le sentiment de triomphe qui a envahi tout mon corps pendant la montée, quand soudainement j'ai compris que j'allais y arriver. J'ai terminé en piquant un sprint comme un fou sur les dernières centaines de mètres, avec le sang qui pulsait dans mes veines, l'adrénaline qui montait en flèche et la musique de *Rocky* dans la tête. Je me sentais ivre de bonheur, et je n'avais qu'une hâte, c'était d'en parler à quelqu'un en long, en large et en travers. Cette pauvre Ruth n'allait pas pouvoir y couper.

→ *Étape 6 : devenir accro*

Répétez l'étape 5 trois à cinq fois par semaine, semaine après semaine, mois après mois, jusqu'à ce que vous ne vous souveniez même plus de l'époque où vous ne couriez pas. **Au bout d'un moment, cela fera partie de ce que vous êtes, et non plus de ce que vous faites**. Devenez accro. Offrez-vous de temps à autre une course plus longue. Allez hors-piste. Allez courir dans un endroit totalement nouveau. Mais seulement une fois que vous êtes vraiment très sûre de vous. Les autres coureurs souriront et auront une petite moue d'approbation sur votre passage. Eux aussi font partie du club, peut-être depuis des années. Ils vous accueilleront comme l'un des leurs.

À : coach Niaque

De : Nicola

Objet : courir un peu, beaucoup, passionnément…

Chaque jour, c'était une course différente : longue, courte, rapide, lente, courir et marcher, courir et sprinter, moyenne distance lente, courte distance rapide, dans le froid, dans la chaleur, bonne course, mauvaise course. Ça variait tout le temps et je crois que c'est là qu'on en arrive à vraiment aimer quelque chose, le moment où on comprend les mille facettes d'une activité, qui semblent être exactement les mêmes à toute personne de l'extérieur.

La récompense du coureur

Maintenant que vous êtes une vraie coureuse, le moment est venu de vous autoriser à faire une petite razzia chez votre marchand d'articles de sport. Mon préféré est Run and Become à Londres, mais il existe un très grand nombre de magasins spécialisés un peu partout, dont quelques-uns sont indiqués dans l'annexe 2 (Ressources en ligne pour les coureurs). Mais je vous avertis : les vendeurs (à n'en pas douter, tous des coureurs ultra-entraînés) et le choix ahurissant de matériel peuvent être un poil intimidants pour les novices. Ayez quelques phrases d'accroche et quelques questions préparées à l'avance (« J'envisage de participer à un 10 km. Vous me conseilleriez quels modèles ? », « Quel soutien-gorge me recommanderiez-vous ? ») avant de pousser la porte, la tête haute.

Une fois entrée, ignorez tous les bidules et gadgets et concentrez-vous sur les chaussures. Elles sont différentes, très différentes des baskets ordinaires… même de celles qui proclament être des chaussures de course. Ne vous laissez pas effrayer par le choix démesuré de chaussures proposé. Ces magasins sont étudiés pour vous faire trouver ce qu'il vous faut comme par magie. Le vendeur vous dira quelle paire vous convient, mais aussi quelle pointure vous faites. Car, croyez-le ou non, vous ne faites peut-être pas la pointure que vous pensez pour une paire de chaussures de course qui vous maintienne correctement le pied. Prenez un ticket, comme au rayon boucherie du supermarché, et attendez que votre numéro soit appelé. Puis dites simplement que vous cherchez des chaussures de course – vous pouvez avouer que c'est votre première paire – et, en un rien de temps, vous serez dehors à faire des aller-retour en courant sous l'œil avisé dudit vendeur jusqu'à ce qu'il soit satisfait – c'est son avis qui compte – et juge que vous avez trouvé le bon modèle. Ça vous coûtera au moins 70 euros. Mais ce seront les 70 euros les mieux dépensés de votre vie. En rentrant chez vous, enfilez vos nouvelles chaussures et sortez leur faire faire un tour. Marcher et courir sera une sensation beaucoup plus agréable avec ces chaussures.

Je ne suis pas une grande amatrice de frivolités, mais cet achat-là est un indispensable du placard de toute coureuse avisée. C'est non négociable. Un peu comme la petite robe noire, mais en plus important.

Tellement différente.
Tellement plus facile.
Tellement plus confortable.

Vous ne voudrez plus jamais courir avec autre chose que ces chaussures de course parfaites. Ce qui est une très bonne chose, parce que ces chaussures sont votre première ligne de défense contre les blessures.

À : coach Niaque

De : Olly

Objet : les chaussures !

De retour en Angleterre pour quelques jours, comme cadeau d'anniversaire en retard, Ruth m'a emmené chez Run and Become à Victoria pour m'acheter ma première paire de chaussures de course. Il était temps de laisser de côté les vieilles tennis que j'utilisais depuis ma première course en France et de porter quelque chose de nouveau.

Ruth m'avait préparé au fait que ce magasin est La Mecque du running, et elle ne s'était pas trompée. Il y avait énormément de chaussures dans un petit espace. Il y avait aussi toute une équipe de vendeurs et de vendeuses indécemment minces qui avaient l'air du genre à courir un marathon avant le petit-déjeuner. L'une d'entre elles a entrepris de me poser un nombre incroyable de questions sur mes pieds et sur ma pratique de la course. Elle a ensuite sélectionné environ trois paires de chaussures et m'a fait galoper dehors avec chaque paire aux pieds, pour voir lesquelles me maintenaient le pied parfaitement. Elle n'allait pas me laisser me contenter de choisir les premières dans lesquelles je me sentais à peu près bien. Elle voulait que je reparte avec celles qui seraient en harmonie avec mon âme de coureur. Et elle a trouvé.

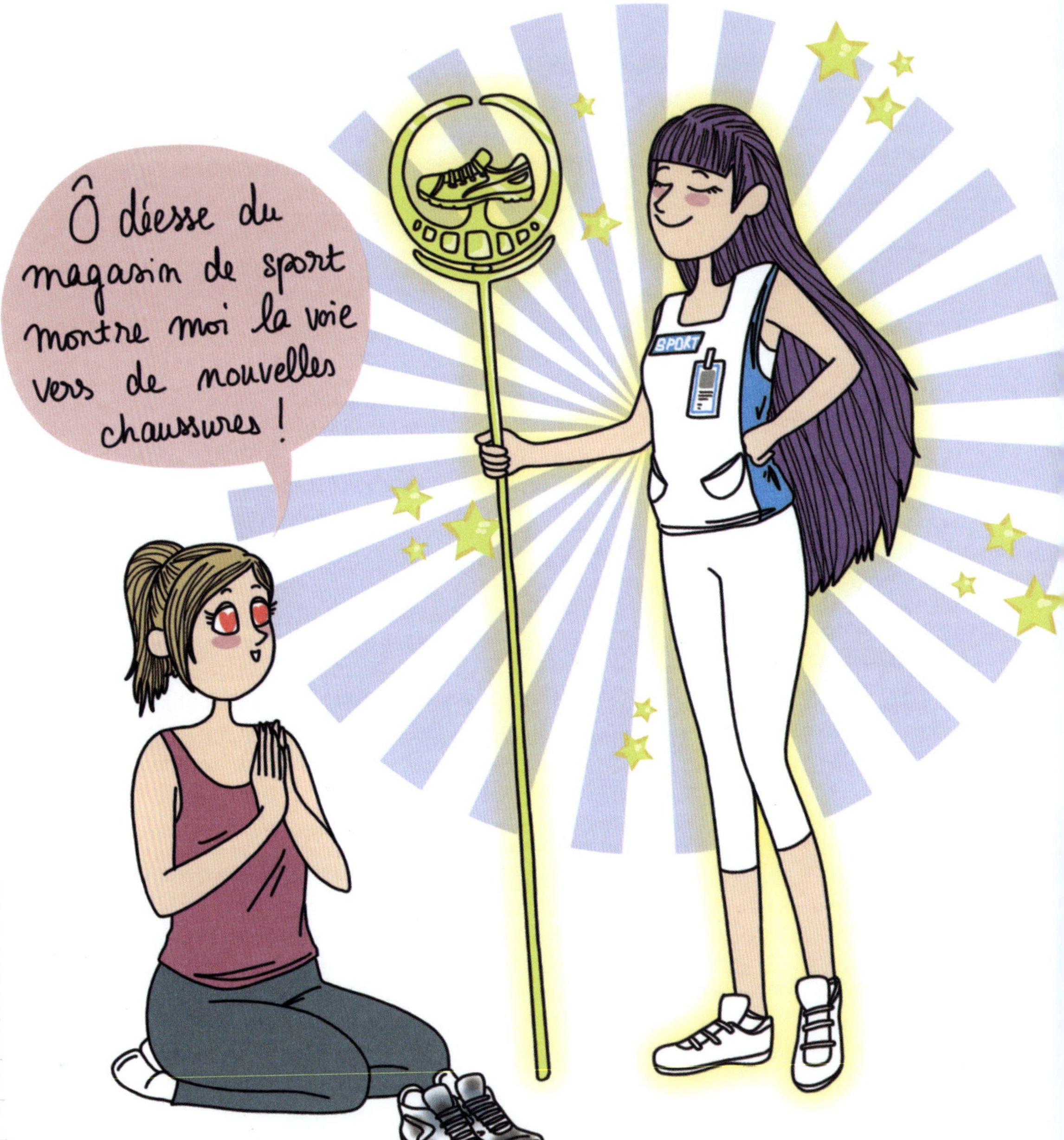
Ô déesse du magasin de sport montre moi la voie vers de nouvelles chaussures !
SPORT

4

Courir avec le coach Niaque

Courir améliore le transit…

Si vous souffrez de constipation, courir est le remède !

Ok, ces six étapes doivent être traitées comme les dix commandements : sacrées, indiscutables et inébranlables. Pour vous, les lièvres, ces six étapes seront suffisantes à elles seules. Mais pour vous autres, les tortues, j'ai mis au point un programme au jour le jour sur huit semaines, destiné à vous guider à chaque pas, à mesure que vous suivrez ces premières étapes, jusqu'à ce que vous couriez un circuit entier. *N'importe qui*, je dis bien *n'importe qui*, peut y arriver : ça a été inspiré de la progression de ma mère, qui a commencé par marcher pour parvenir enfin à courir un circuit de 6 km. J'ai laissé deux jours de repos par semaine, mais vous pouvez en prendre un maximum de trois et un minimum de un, en variant d'une semaine à l'autre.

Si cela vous aide de tenir un journal de vos progrès, un tableau à compléter figure à la fin de ce livre, dans l'annexe 3, qui est destiné à vous permettre de prendre des notes tout au long du programme sur huit semaines. Arrachez ces pages et collez-les sur votre réfrigérateur si ça peut vous aider. Mais ne vous laissez PAS distraire par des listes, des carnets de suivi et autres futilités.

Le programme sur huit semaines doit s'effectuer en suivant les six étapes au moment opportun.

Programme sur huit semaines

→ *Semaine 1*

LUNDI
Lisez l'étape 1, puis planifiez-vous une séance de course adaptée, qui commence et finit sur le pas de votre porte (vous trouverez en annexe 2 des sites de cartes en ligne qui peuvent vous aider à définir votre parcours). N'oubliez pas que vous allez le faire en marchant. Je recommande un circuit de 5 à 6 km. Donc définissez-le, puis parcourez-le en marchant. Allez-y, alors, mais ne perdez pas trop de temps sur Internet. D'ailleurs, si vous savez que c'est un de vos points faibles, ne faites pas de recherches de parcours du tout ; contentez-vous de sortir, de vous mettre à marcher et d'utiliser votre imagination.

MARDI
Jour de repos.

MERCREDI
Lisez l'étape 2. Répétez la marche de lundi.

JEUDI
Lisez l'étape 3. Répétez la marche de lundi, mais en accélérant le pas – balancez les bras et parcourez votre circuit d'un pas assuré.

VENDREDI
Jour de repos.

SAMEDI
Lisez l'étape 4. Commencez comme jeudi, **marchez pendant les dix premières minutes**, puis mettez-vous à courir **tout doucement**, comme décrit en détail à l'étape 4, et maintenez pendant **cinq minutes**. Marchez pendant le reste du parcours.

DIMANCHE
Répétez la marche de samedi.

Pas de gros gueuleton pour vous récompenser de vos efforts d'hier. Vous ne le méritez pas.

Les jours de repos ne sont pas des jours de « récompense ».

* Instructions face aux courbatures *

Toute activité sportive soutenue implique des courbatures et autres tiraillements. Le coach Niaque attend de vous que vous tolériez ces gênes mineures et que vous ne vous lamentiez pas sans cesse à leur propos auprès de votre moitié. Sous la supervision du coach Niaque, vous devriez vous tonifier progressivement et éviter les mauvaises surprises, mais il se peut que vous sentiez vos muscles fatigués au début, en particulier dans les cuisses et les fesses. Ne vous laissez pas décourager par ça et n'abandonnez en aucun cas. N'allez pas non plus acheter des « bandes de maintien », à moins que vous vous soyez vraiment fait mal. Contentez-vous de persévérer ; ces effets secondaires s'atténueront à mesure que votre niveau d'entraînement augmentera, que vos muscles se raffermiront et s'habitueront à être utilisés correctement.

Portez votre « douleur » avec fierté. Ça peut d'ailleurs être une impression assez agréable : la sensation des muscles qui ont travaillé. Appréciez-la. C'est la preuve physique que vous vous êtes poussé au-delà de votre zone de confort : une médaille d'honneur. Pensez avec horreur que vous n'aviez jamais senti quoi que ce soit dans ces endroits jusque-là, et combien c'est inspirant de, finalement, après tout ce temps, faire travailler ces muscles oubliés depuis longtemps.

Les petits tiraillements ne sont pas non plus une raison de s'inquiéter. Buvez plus d'eau (n'engloutissez pas un litre d'un coup, juste avant de partir courir, mais restez constamment hydratée). Reportez-vous à l'annexe I, Santé et sécurité, où vous trouverez des conseils pour prévenir et pour savoir quoi faire en cas de foulure et autre blessure grave.

→ *Semaine 2*

LUNDI
Repos.

MARDI
Répétez ce que vous avez fait le week-end (je veux parler de la course et de la marche, pas de la soirée bien arrosée).

Vous ne devez absolument pas manquer une séance de sport sous prétexte que vous avez des courbatures. Ce n'est là que votre réflexe de recherche de bonnes excuses qui s'active et essaie de saboter vos efforts pour changer. Ignorez-le et persévérez courageusement.

MERCREDI
Répétez le mardi, mais allongez la partie course à **dix minutes** et courez *encore plus lentement*. Marchez pendant le reste du parcours.

JEUDI
Répétez le mercredi.

VENDREDI
Repos.

SAMEDI
Répétez le jeudi.

DIMANCHE
Répétez le samedi.

Savoir distinguer la bonne douleur de la mauvaise

Ne courez pas si vous avez de la fièvre, des vomissements ou la diarrhée (ce qui est passablement évident), et attendez d'être complètement rétablie avant de vous remettre à la course, car votre corps a besoin de toutes ses réserves d'énergie pour éliminer une infection. Si vous vous retrouvez en proie à une vraie maladie, il vous faudra peut-être revenir une ou deux semaines en arrière dans votre programme de course afin de reconstituer vos forces et retrouver votre endurance. Faites preuve de bon sens. Si vous venez de passer un mois en soins intensifs pour vous remettre de la malaria, allez-y évidemment très en douceur et faites beaucoup de marche avant d'essayer de courir à nouveau. Si, cependant, il ne s'agit que d'un petit coup de fatigue dû à des excès de table (ou d'alcool), cela ne devrait pas vous faire perdre plus d'un jour d'entraînement – veillez simplement à être assez hydratée avant de repartir.

Un petit rhume banal n'est pas une excuse pour se mettre les doigts de pied en éventail. Si vous avez juste la goutte au nez, courir ne va pas vous tuer, d'ailleurs ça peut même vous faire vous sentir beaucoup mieux. Mais commencez tout en douceur, et connaissez vos limites. Soyez responsable de votre corps et laissez le bon sens prévaloir.

→ Semaine 3

Commencez par **une marche de dix minutes** pour vous échauffer, suivie de **quinze minutes de course exagérément lente**, suivies par de la marche sur le reste du parcours sans vous arrêter. Deux jours de repos de votre choix, mais pas consécutifs.

→ Semaine 4

Dix minutes de marche en échauffement, suivie de **vingt minutes de course** (ralentissez la cadence si nécessaire pour pouvoir tenir vingt minutes), suivies par de la marche sur le reste du parcours sans vous arrêter. Deux jours de repos de votre choix, mais pas consécutifs.

Rien qui possède de la valeur dans cette vie ne s'obtient sans douleur ni sacrifice.

→ Semaine 5

Dix minutes de marche pour vous échauffer, suivies de **vingt minutes de course** (en ralentissant si nécessaire pour éviter de vous arrêter complètement), suivies par de la marche sur le reste du parcours sans vous arrêter. Deux jours de repos, comme la semaine précédente.

→ Semaine 6

Dix minutes de marche en échauffement, suivies de **trente minutes de course très lente**, puis marche sur le reste du parcours sans vous arrêter. Deux jours de repos.

Vous pouvez courir aussi lentement que vous le voulez, cela n'a pas d'importance, souvenez-vous simplement que l'objectif est de rester en mouvement, que ce soit en courant ou en marchant, pendant tout le parcours sans vous arrêter. Ralentissez tant que vous pouvez.

Ce n'est qu'une fois que vous serez capable de parcourir le circuit en entier, et pas avant, que vous pourrez commencer à augmenter votre vitesse en fonction de votre forme physique. À partir de là, plus rien ne pourra vous arrêter.

→ Semaine 7

Dix minutes de marche en échauffement, suivies de **trente-cinq minutes de course très lente**, puis marche sur le reste du parcours sans vous arrêter (il se peut qu'il ne reste plus grand-chose !). Deux jours de repos.

→ Semaine 8

Dix minutes de marche en échauffement, suivies de **quarante minutes de course très lente**, puis marche jusque chez vous s'il reste un peu du parcours – sinon, prenez le temps de laisser vos muscles refroidir en marchant quelques centaines de mètres avant de rentrer chez vous –, c'est la méthode de récupération idéale. Deux jours de repos. **Lisez et suivez l'étape 5.**

Et maintenant ?

Lisez et suivez l'étape 6. Prenez le temps de vous féliciter et de vraiment reconnaître ce que vous avez accompli… et ok, ça suffit. Tout n'est plus maintenant qu'une affaire de consolidation : intégrez votre programme de course à votre emploi du temps hebdomadaire et arrangez-vous pour qu'il vous colle à la peau comme un chewing-gum à une semelle. Cette partie des choses va être plus facile que vous ne le pensez : vous avez réussi à vous lancer, et c'était ça le plus dur. En comparaison, tout le reste est facile, parce que vous l'avez fait peu à peu en assimilant lentement la pratique régulière de la course, jusqu'à en faire une partie de vous-même. Vous constaterez toutes sortes de bienfaits inattendus – certains immédiats, d'autres moins – et vous n'aurez plus envie de vous en passer.

Si vous avez beaucoup de poids à perdre, alors un plus grand « bravo » à vous encore, parce que vous lancer a dû être encore plus dur en raison de l'effort physique que porter tous ces kilos supplémentaires représente sur le parcours. Vous méritez donc double dose de louanges… Non, pas un gâteau à la crème. Les kilos vont finir par s'envoler. Je vous le promets.

Eh non, si vous êtes grosse, vous n'avez pas besoin d'un programme spécifique rien que pour vous. Mais si vous êtes obèse (consultez votre médecin et posez-lui la question), prenez soin de demander un avis médical avant de vous engager dans un programme de fitness, quel qu'il soit. Je suis à peu près sûre que n'importe quel médecin vous encouragerait à enfiler une paire de baskets et à faire de l'exercice, mais en douceur. Pour être très franche, si vous êtes obèse, de toute façon vous n'arriverez pas à faire plus que d'avancer très lentement jusqu'à ce qu'une partie de vos kilos en trop aient disparu. Vous devez garder comme objectif de rester en mouvement. MAINTENANT.

Faites confiance à une autorité supérieure : le vendeur d'articles de sport

Après quelque temps, vous constaterez que les belles chaussures de course que vous vous êtes achetées commencent à avoir l'air un peu défraîchies, en général au bout de 500 à 800 km de course. (Cela semble énorme dit comme ça, mais si vous courez 6 km quatre fois par semaine, vous pouvez user une paire de chaussures en trente semaines environ !) Le moment est donc venu de retourner dans votre magasin spécialisé préféré.

C'est comme si vous montiez en grade. Armée de votre paire de chaussures en fin de vie, vous les rapporterez à la vendeuse en vous targuant d'avoir couru le marathon de New York avec... ou peut-être juste le 10 km de votre ville. Vous reconnaîtrez immédiatement la vendeuse comme étant la même fille au corps athlétique que celle qui vous a vendu votre première paire de vraies chaussures de running (qui a donc quelque chose d'une déesse) ; elle, en revanche, n'aura aucune idée de qui vous êtes, d'autant que vous aurez nettement diminué de volume depuis la première fois où vous êtes entrée dans le magasin. Ne vous mettez pas dans l'embarras sur ce coup-là. Elle court depuis des années. Gardez l'air cool et décontracté. Vous pensez peut-être que c'est le plus extraordinaire des exploits d'avoir participé à une course, mais ces gens-là mangent du marathon au petit-déjeuner. Donc, vous rapporterez les chaussures usées et cabossées à la vendeuse, qui les examinera, puis qui vous en choisira une nouvelle paire, très probablement le même modèle, mais en plus évolué. J'adore que ça marche comme ça. Qu'il n'y ait pas à choisir, que ce soit la vendeuse qui décide. Comme Dieu. Vous vous en remettez à elle en toute confiance. Et elle ne se trompe jamais.

Le coach Niaque n'approuve pas les « coureurs » équipés de bouteilles d'eau spéciales avec une paille dépassant de leur sac à dos, de trucs attachés sur les bras et de chronomètres en tous genres. Mais tant que vous ne vous laissez pas distraire du vif du sujet – c'est-à-dire courir, au cas où vous auriez oublié –, après tout, pourquoi pas. Et, à propos, vous n'avez pas besoin de boire sur une course de 6 km tant que vous restez hydratée à tout moment dans la journée et que vous reconstituez bien vos réserves d'eau à votre retour. Mais achetez et portez autant de gadgets que vous le voulez, surtout si vous trouvez que ça vous motive. Il faut de tout pour faire un monde.

Ruth

Cela fait maintenant dix ans que je cours et cela m'a valu de merveilleuses (mais aussi d'affreuses) expériences. C'est en m'entraînant pour le marathon de Londres que j'ai, comme vous le savez, fait mes premiers pas dans le running.

La course en elle-même fut une expérience extraordinaire pendant laquelle je suis passée par toutes les émotions que j'aie jamais ressenties : du désespoir le plus complet à l'espoir ; l'anxiété, la peur et la douleur à une joie incomparable. Totalement déroutant et inattendu. J'ai été émue aux larmes par un parfait inconnu atteint d'un cancer en phase terminale, mais qui a couru à mes côtés les kilomètres 37 à 40 et qui m'a empêchée de m'arrêter. Et j'ai été verser quelques larmes d'une tout autre nature, cette fois-ci de frustration, en ne parvenant pas à dépasser le boxeur Frank Bruno (qui ne me semblait pas du tout en condition) et un homme sans jambes. Oui, j'ai été battue par un homme sans jambes.

Mais ma plus grande ou, devrais-je dire, mon expérience la plus mémorable, je l'ai vécue à New York.

Mais ma plus grande ou, devrais-je dire, mon expérience la plus mémorable, je l'ai vécue à New York. Ma vieille amie/concurrente Jane participait aussi à la course et j'étais déterminée à la battre après l'humiliation de ma première défaite. J'aime à penser que j'y serais parvenue si je n'avais pas fait le serment (pratiquement avec mon sang) de veiller sur ma colocataire que j'avais entraînée dans cette aventure et dont la famille entière avait fait le voyage pour assister à la course. Son père m'avait fait jurer de rester à ses côtés tout au long de la course et j'ai tenu ma promesse.

Sur la ligne de départ, Jane avait tenu à emporter avec elle un téléphone portable, un appareil photo et une banane. Je la regardais en songeant combien elle était bête de s'encombrer de la sorte au départ du marathon... puis elle m'a demandé de lui porter sa banane. Ensuite, elle s'est emparée de la genouillère qui soutenait mon genou cagneux et l'a enfilée sur sa propre jambe, sous le regard de plus en plus effaré de ma colocataire.

Pourquoi acceptais-je toutes ces requêtes, vous demanderez-vous ? Où était le coach Niaque ? Eh bien, la vérité est que je me sentais redevable envers l'une comme envers l'autre... et pas pour rien.

Pour je ne sais quelle raison, nous étions toutes les trois constipées depuis notre arrivée à New York et, la veille de la course, j'avais insisté pour que nous prenions toutes un laxatif pour nous tirer d'affaire. J'ai pratiquement forcé tout le monde à prendre une double dose pour être sûre que ça marche. Il s'est avéré que c'était une très GROSSE erreur. Le lendemain, nous étions toutes en proie à de terribles maux de ventre et avons passé notre matinée aux toilettes. C'était entièrement de ma faute ; prêter ma genouillère et porter une banane semblait donc une bagatelle en comparaison.

Ma colocataire voulait aller super lentement, ce qui m'allait très bien. Ce n'était pas le cas de Jane, qui nous abandonna donc assez rapidement – ce qui m'allait aussi. Ce qui m'allait un peu moins bien, ce fut quand ma colocataire décida d'aller si lentement qu'en fait elle marchait – et je devais faire des aller-retour pour ne pas perdre le rythme tout en tenant ma promesse de ne pas l'abandonner.

Cinq heures et demie plus tard, nous franchissions la ligne d'arrivée, cette fois en courant vraiment et en nous donnant la main. C'était très émouvant (pour toutes les deux, j'espère). Mais le mieux de tout fut le moment où nous avons mangé après la course.

La merveilleuse famille de ma colocataire nous emmena dans un restaurant fabuleux, où les portions étaient énormes (même si, comme on me l'assure, elles étaient dérisoires en comparaison avec le reste de l'Amérique – note à moi-même : je dois absolument courir un marathon dans un autre État d'Amérique pour y tester les portions servies), et nous dévorâmes environ trois bœufs en entrecôtes comme des chiens affamés. Jamais je n'avais trouvé une viande aussi bonne.

Mais, vers la fin de la course je me disais : la prochaine fois, Ruth, cours pour toi-même. *Personne sur qui veiller et surtout pas de partage de genouillère ou autre matériel médical. Pas de port de banane, personne sur qui régler sa cadence artificiellement. C'était il y a huit ans et, malheureusement, il n'y a pas encore eu de prochaine fois. Je veux vraiment en courir un avec ma sœur, mon frère ou ma mère, ou peut-être tous les quatre ensemble, dans un pays où nous ne sommes encore jamais allés.*

Il y a cinq ans, je suis partie en vacances au Kenya avec ma sœur. Le coach Niaque est venu avec nous, bien rangée dans nos valises. Elle en est sortie le premier matin, vers 5 heures, pour nous pousser à aller courir sur la plage. Nous avions beaucoup parlé d'aller courir pendant ces vacances, donc c'est dans un silence presque sacré que nous avons enfilé nos maillots de bain et un t-shirt, et sommes sorties sans un bruit pour rejoindre la plage à trois minutes à pied de là, puis que nous nous sommes mises à courir.

C'était une bande de sable de 10 km, jonchée de périls : certaines parties avaient l'air assez dangereuses, par endroits le sable était moins lisse, et à d'autres nous avons été suivies par des chiens galeux (ai-je cru). Mais, au bout de trois jours, notre parcours était rodé. Le mieux de tout était de voir tous ces jeunes hommes et ces enfants kényans s'entraîner sur la plage au lever du soleil, faisant des mouvements d'échauffement, courant en sprint ou en course longue distance, et, immanquablement, un ou deux d'entre eux se joignaient à nous.

Quand nous arrivions à la fin, de retour à la station, le jour s'était levé et nous plongions dans la mer avec extase avant de nous attabler devant un énorme buffet de petit-déjeuner. Ma sœur me taquine toujours en me rappelant à quel point ce séjour ressemblait peu à des vacances, étant donné le temps passé à courir (et à lire), mais je sais qu'elle a adoré et, où qu'elle aille, elle ne manque jamais de courir – c'est le meilleur moyen de fraterniser avec un nouvel environnement et de se sentir détendu et heureux comme il se doit pendant des vacances. Ça permet aussi de manger sans culpabilité, bien sûr ! Je dois dire que nous sommes toutes les deux rentrées de ces vacances complètement ressourcées.

Je ne suis encore jamais allée courir avec Olly – ça nous fait un beau projet de course pour l'avenir… même si je crains qu'en essayant chacun de battre l'autre nous risquions de rentrer tous les deux avec une cheville ou un genou foulé.

Et vous, c'était comment, le jour où vous avez su que vous étiez devenue une coureuse, une VRAIE ?

2

MANGER

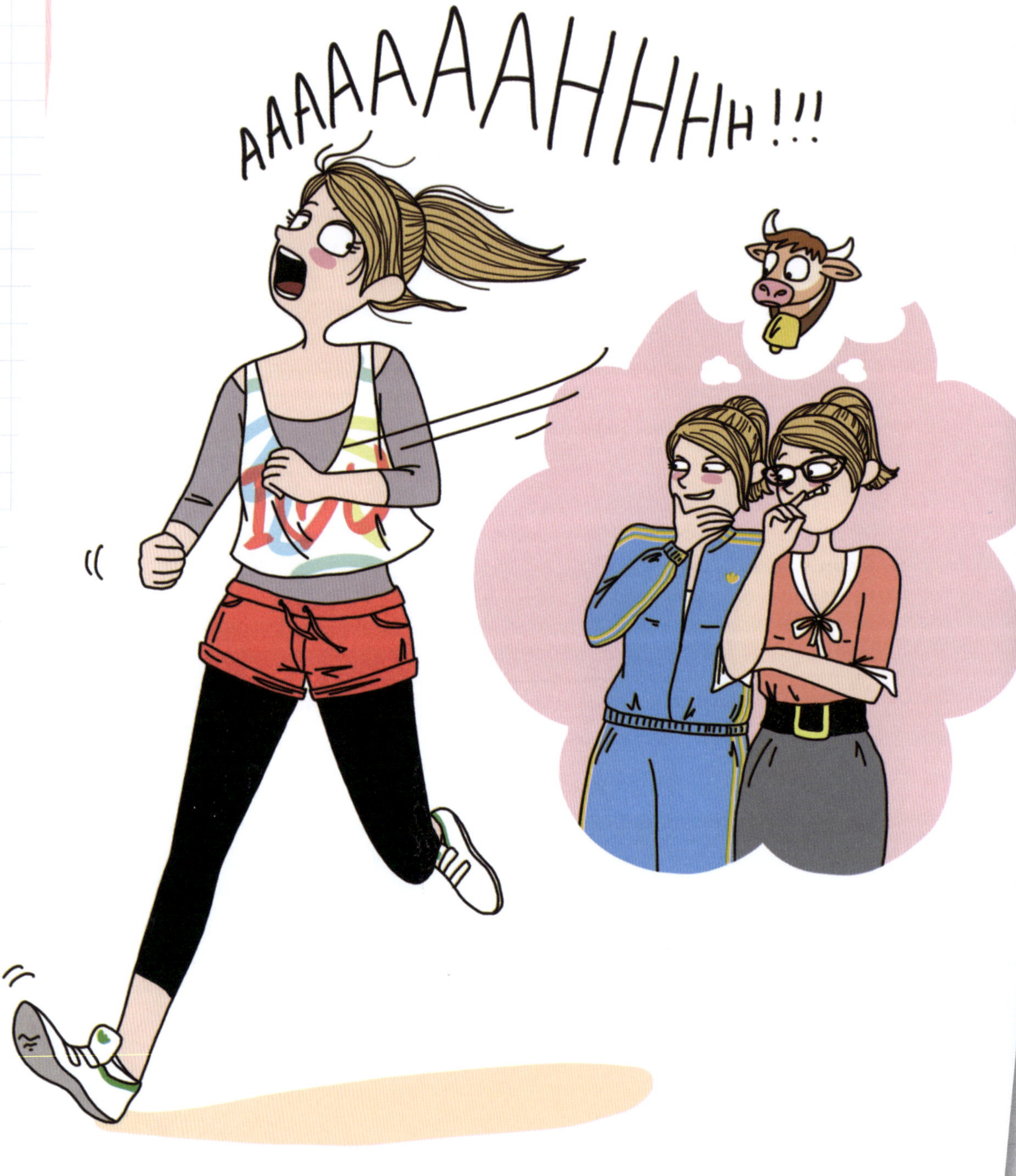
AAAAAAAAHHHHH!!!

5

Mincissez en courant

Courir aide à séduire...

Avant de me marier, si j'avais un rendez-vous amoureux un vendredi ou un samedi soir, je prenais toujours soin d'aller courir avant. Non seulement ça me permettait de me calmer les nerfs et d'être en forme – détendue, mais bavarde et véritablement heureuse –, mais je savais que je serais aussi resplendissante.

Vous serez tellement ravie d'avoir accompli votre exploit du jour, ce qui se traduit toujours sur votre apparence physique – sans parler de la véritable transformation physiologique qu'est un teint éclatant de pureté. Vous n'aurez pas non plus à subir cette malheureuse perte d'appétit qui gâche si souvent les rendez-vous galants. Votre prétendant vous trouvera cent fois plus séduisante si vous commandez un burger-frites et que vous le mangez de bon appétit. Qui plus est, vous n'aurez pas besoin de descendre dix gin tonics avant pour avoir de l'assurance : la course vous donnera tout le courage qu'il vous faut. Vous serez rayonnante et vous passerez un excellent moment.

Il faut suivre et maîtriser la première partie de ce livre avant de pouvoir vous attaquer aux changements préconisés dans sa deuxième partie. La pratique assidue de la course est le fondement de votre régime. Alors continuez à lire, mais assurez-vous d'être allée au bout du programme en six étapes du chapitre 5 et de courir régulièrement avant même d'envisager de changer vos habitudes alimentaires. Si vous ignorez le coach Niaque, c'est à vos risques et périls.

J'ai un vrai problème avec le mot « régime ». Il est invariablement utilisé pour désigner une « perte de poids ». Or, ce n'est pas ce que ce terme signifie : *Le Petit Robert* précise qu'il s'agit de la « conduite à suivre en matière d'hygiène, de nourriture », ce qui me semble une définition beaucoup plus saine. Mais, comme vous associez sans doute un « régime » à une diète draconienne infligée dans le but de perdre du poids, nous allons essayer d'utiliser un autre mot à sa place, à chaque fois que cela est possible : **alimentation**.
Parce que vous ne vous mettrez pas au régime, comme vous le savez. Vous courez régulièrement et vous perdez du poids. Ce dont vous avez maintenant besoin est de trouver le carburant qui soit adapté à votre nouveau mode de vie et à votre renouveau d'appétit. Le vrai bonus, c'est que vous allez vouloir manger toutes ces bonnes choses parce que votre corps vous les réclamera à grands cris. En clair, le plus dur était de vous mettre à courir.
La partie alimentation est FACILE.

Grosse contre mince

Le rapport que vous entreteniez jusque-là avec la nourriture et votre poids actuel va influencer la façon dont vous allez lire cette partie et ce que vous en retiendrez.

Si vous êtes **mince** et n'avez aucun désir de changer quoi que ce soit à votre poids, vous devez tout de même lire cette deuxième partie, parce qu'il est possible que vous ne mangiez pas assez ou que vous ne mangiez pas ce qu'il faut pour vous apporter l'énergie nécessaire à l'accro de la course à pied que vous êtes désormais.

Si vous êtes **trop maigre** ou si vous souffrez d'un trouble alimentaire quel qu'il soit, vous devez **demander un avis médical**. Courir tout en trafiquant vos schémas alimentaires n'est pas conseillé si vous souffrez de troubles de l'alimentation. Il peut être dangereux de faire du sport en suivant un régime si vous entrez dans cette catégorie, et je ne veux pas être responsable d'une dégradation de votre santé. **Prenez la responsabilité de votre corps et consultez votre médecin.**

Si vous êtes grosse, vous perdrez du poids sans trop d'effort en courant. Mais vous avez probablement de mauvaises habitudes alimentaires qu'il va falloir changer pour vous maintenir en forme, en bonne santé et, ce qui est crucial, pour pouvoir continuer à courir régulièrement.

Si vous êtes **très ou même dangereusement forte**, si vous ne perdez pas assez de poids grâce à la course et si vous avez du mal à courir à cause de vos kilos en trop, **LISEZ CETTE PARTIE TRÈS ATTENTIVEMENT.**

Regarder la balance droit dans les yeux

Alors, comment se mettre les idées au clair et savoir où vous en êtes vraiment avec les kilos ? Eh bien, vous avez déjà fait votre auto-inspection dans le miroir et, avec un peu de chance, le coach Niaque vous a forcée à faire face à vos bourrelets. Mais, pour bien faire, je vous recommande de vous peser *une seule fois*. C'est incroyable le nombre de femmes (et d'hommes) qui mentent sur leur poids autant à eux-mêmes qu'aux autres. Toutes les femmes qui disent : « Je pèse environ soixante kilos », alors qu'elles sont beaucoup plus proches des soixante-quinze, font beaucoup de tort aux autres femmes. C'est votre vrai poids que nous voulons, s'il vous plaît, *pas* votre poids fantasmé. Vous ne pesez plus le même poids que lorsque vous étiez adolescente et que, au cours d'une visite médicale obligatoire à l'école, vous êtes montée pour la dernière fois sur une balance. Et ce n'est pas parce que vous arrivez encore à vous *comprimer* dans le même jean que celui que vous portiez il y a dix ans que vous pesez toujours le même poids.

Allez dans une pharmacie équipée d'une balance électronique qui permet d'imprimer son poids et son IMC. Vous pouvez aussi le déterminer vous-même en utilisant un calculateur en ligne (www.imc.fr) ou, pour une prise de conscience encore plus motivante, demandez l'avis d'un professionnel de santé. Une fois que vous avez les résultats, n'essayez PAS de vous rassurer. Regardez la terrible vérité en face : c'est un moteur essentiel pour vous pousser à aller courir, et vous devriez vous retrouver dehors à terroriser les rues avant la fin de la journée. (Et soyez reconnaissante : la partie de ce livre vous demande de vous peser après que vous avez commencé à courir, pas avant. Imaginez le chiffre que ça aurait pu atteindre...)

Ne vous achetez pas une balance pour l'occasion. Vous peser vous fera perdre un temps précieux. Gardez-le pour courir.

Poids cible

Maintenant que vous connaissez votre vrai poids, identifiez votre poids cible. C'est là que vous jetez la photo de Victoria Beckham que vous utilisiez pour vous motiver pendant vos premières courses. Je parle du poids *de forme* idéal pour votre âge et votre taille.

Ne vous fixez pas un poids cible trop bas pour votre âge et votre taille.

NE LE FIXEZ PAS AU PIF. Utilisez le calculateur en ligne ou demandez à votre médecin. Et gardez toujours à l'esprit, surtout quand vous déprimez en pensant au nombre de kilos qu'il vous reste à perdre, que 90 % du travail est déjà fait. Je ne plaisante pas. Parce que 90 % de votre « régime » consiste à continuer à courir trois à cinq fois par semaine. À chaque fois, les grammes vont continuer à s'envoler.

Toujours une grosse vache ?

La plupart des coureurs ont tendance à manger assez sainement, parce qu'une fois en forme on se soucie naturellement plus de ce qu'on apporte à son corps, sans compter qu'il faut le bon type de carburant pour courir efficacement. Parce que vous êtes plus heureuse, vous aurez aussi moins tendance à compenser les émotions négatives par la nourriture, un cercle vicieux dans lequel tombent beaucoup de personnes en surpoids.

Au bout de six mois de votre programme de course, sans avoir opéré de changement spectaculaire dans votre alimentation, je suis certaine que vous aurez atteint votre poids cible.

Mais si vous êtes vraiment grosse et que vous ne savez pas du tout ce que sont des bonnes habitudes alimentaires, ou s'il semble que vous ne perdez pas autant de poids que je vous l'avais promis, c'est parce que vous mangez trop de choses mauvaises pour la santé.

Cette partie sur la nourriture sera brève. Les régimes, le menu minceur et tout le blabla qui va avec sont un sujet extrêmement ennuyeux. Souvenez-vous que ce qu'il y a de beau dans la course à pied, c'est que non seulement elle rend beaucoup plus facile l'adoption de nouvelles et de meilleures habitudes dans les autres domaines de votre vie, mais qu'elle vous sert aussi de « régime ».

J'espère que vous en êtes déjà au point où vous avez *envie* de manger plus sainement. C'est un des effets les plus curieux de la course. Quand cela arrivera, le coach Niaque veut être là pour vous aider à faire les bons choix alimentaires. C'est l'objectif de cette partie.

Une fois que vous avez intégré votre pratique de la course et que vous connaissez un regain d'appétit, il est gratifiant de puiser dans les « bons » aliments et d'acquérir de bonnes habitudes alimentaires pour combler votre faim de loup. Si vous êtes déjà en assez bonne santé et que vous n'avez pas l'habitude de grignoter, alors vous n'avez véritablement rien à changer. Contentez-vous de suivre les **deux règles d'or** ci-après et de continuer à courir. *Les kilos s'envoleront*. Vous pouvez manger avec plaisir, sans vous soucier d'opérer des changements drastiques. Cependant, si vous mangez régulièrement des aliments figurant dans la liste des sept péchés de la mort (voir page 84), alors vous vous remplissez de cochonneries et de calories inutiles. Il vous sera plus difficile de courir et votre perte de poids sera moins spectaculaire. Il faut être en bonne santé pour devenir une coureuse assidue, et il faut apporter à votre corps du carburant de qualité. Mais vous n'avez absolument pas à réduire les quantités ou à vous priver de petits plaisirs (ni d'un bon gueuleton occasionnel), parce que c'est la course qui vous permet de rester mince, pas vos choix alimentaires.

Il ne s'agit pas de faire un régime. Il n'y a pas de régime. Votre régime consiste à courir.

C'est la course à pied qui est la clé de la perte de poids, pas l'alimentation.

Si vous vous sentez vraiment grosse et que vous avez le sentiment de devoir apporter des changements drastiques à la façon dont vous mangez, alors je vous suggère de suivre très attentivement les idées proposées dans cette partie. Vous savez probablement ce que vous devez arrêter de manger et vous savez ce que vous devriez manger à la place, mais jusqu'ici vous avez choisi d'ignorer les évidences.

Cependant, il y a de bonnes nouvelles. Vous vous êtes transformée en coureuse et cela va induire un *changement automatique* dans votre rapport à votre corps et à ce que vous décidez de lui apporter. Misez sur ce changement d'attitude et tirez avantage du regain de motivation apporté par la course à pied pour vous mettre à manger mieux.

C'est la raison pour laquelle il est si important de maîtriser d'abord la course. Ça vous donne l'énergie et la motivation vitales pour assurer votre succès sur le front de l'alimentation. Que vous ayez quelques petits ajustements à effectuer ou que vous deviez repenser entièrement vos schémas alimentaires, vous pourrez vous attaquer à ces questions d'une manière beaucoup plus efficace en tant que coureuse.

Voici donc les deux règles d'or et quelques conseils : pour vous, coureuse assidue à l'écoute de sa mégère intérieure, ce sera un véritable plaisir de les appliquer. Suivez-les dès à présent.

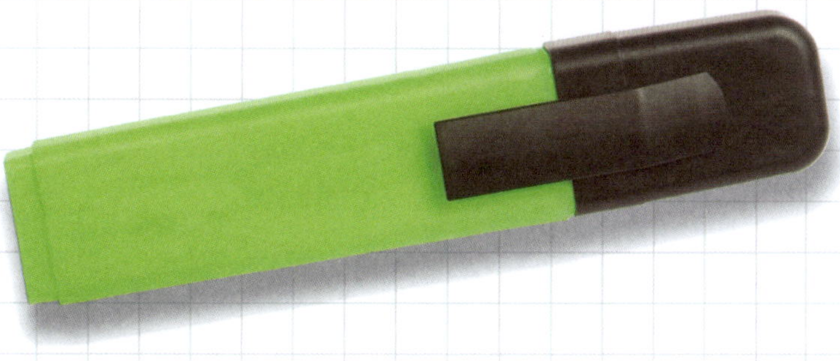

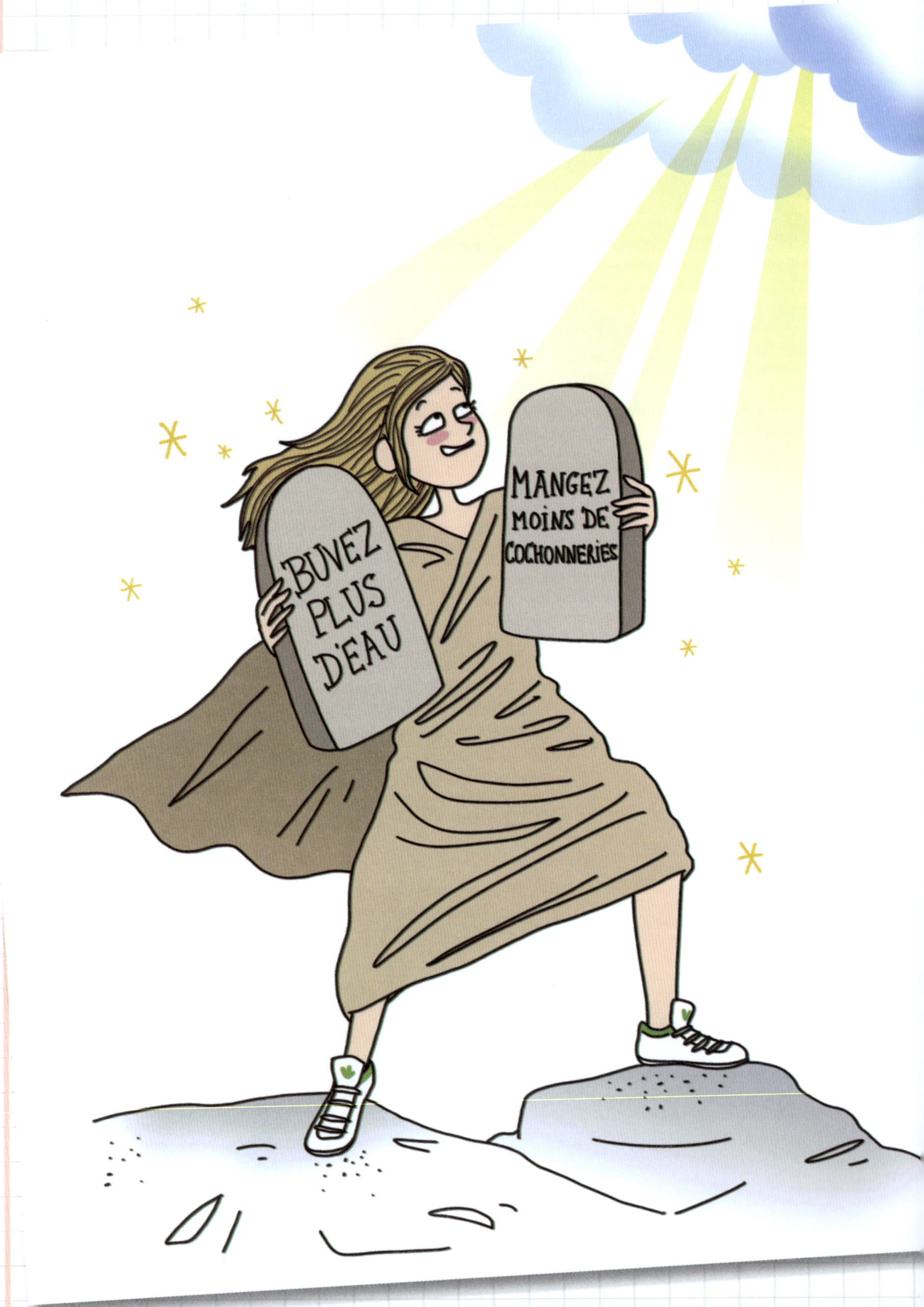
BUVEZ PLUS D'EAU
MANGEZ MOINS DE COCHONNERIES

6

Les deux règles d'or

Courir vous fait gagner du temps...

S'il y a quelque chose que je n'ai vraiment pas envie de faire (généralement en rapport avec le travail), je sais que, si je vais courir d'abord, je serai capable de le faire plus rapidement et mieux. Même si la course me prend quarante minutes du temps qui me sépare de la fin de la journée, le travail sera fini plus tôt que si je n'étais pas allée courir. C'est un paradoxe très étrange. Aller courir est un investissement de temps. Ne considérez donc jamais ça comme du temps en moins, mais comme du temps décuplé.

1. Buvez plus d'eau.
2. Mangez moins de cochonneries.

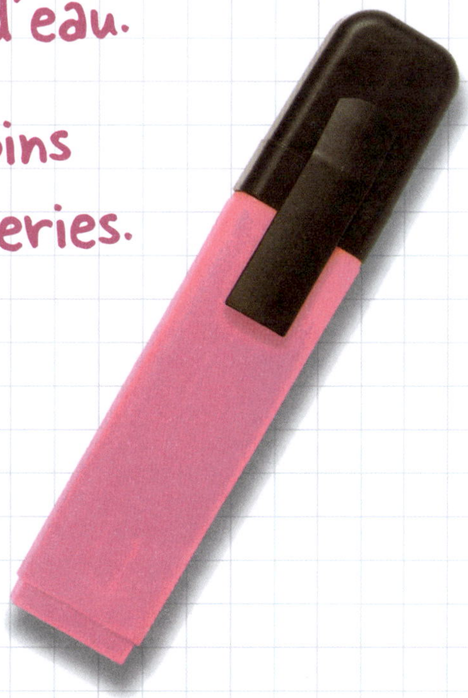

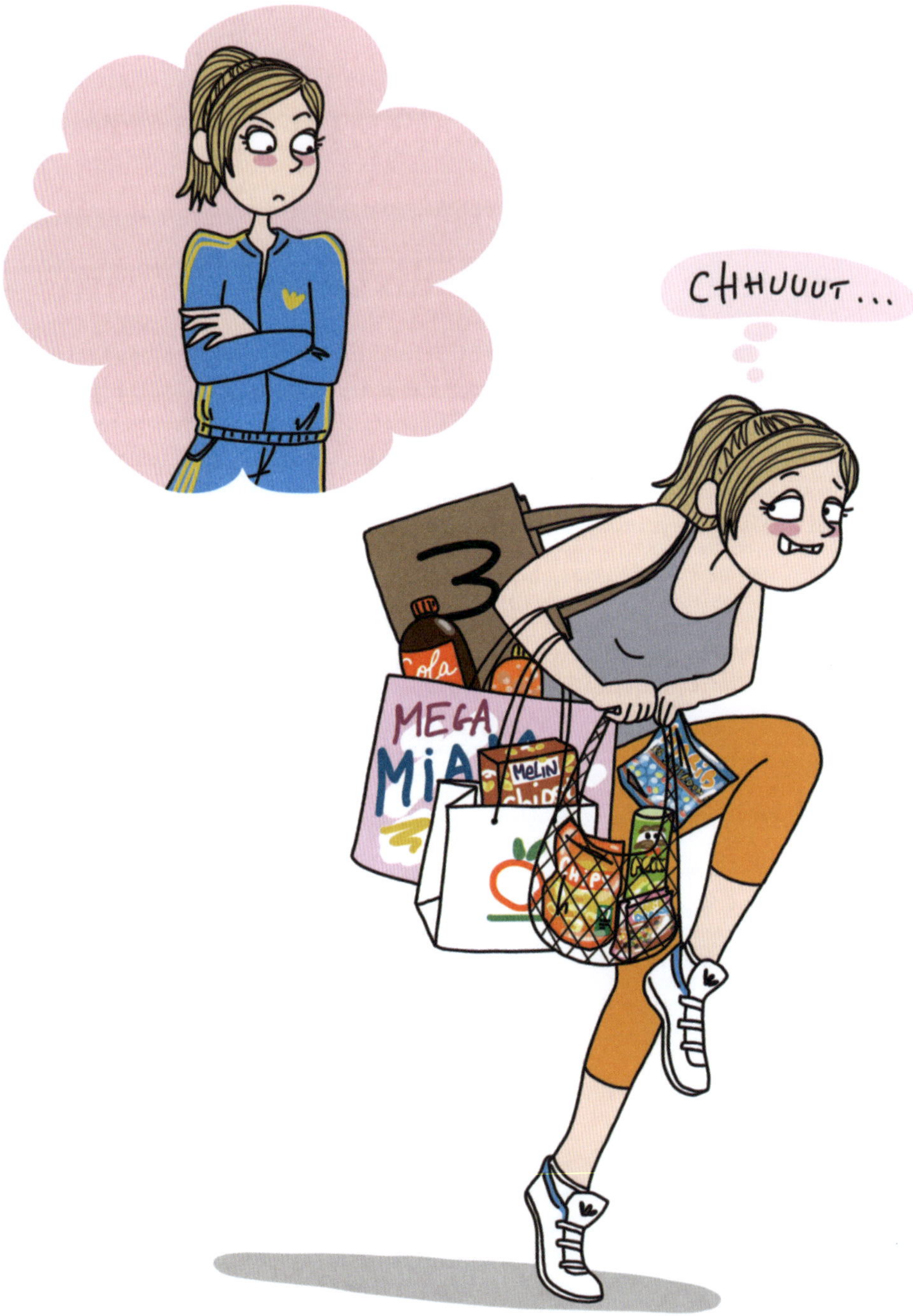
CHHUUUT...

7

Illusions diététiques

Courir vous fait gagner du temps…

Non seulement la course est l'activité brûle-calories ultime pour améliorer sa silhouette de partout, mais elle est aussi le seul sport qui, à mon avis, tonifie vraiment les parties du corps féminin qui ont tendance à s'empâter – c'est-à-dire les cuisses et les fesses. Je suis convaincue que ça fait disparaître la cellulite. Avoir de belles jambes permet de porter toutes sortes de vêtements qu'on a tendance à ne plus oser porter après trente ans, comme les shorts courts et les minijupes, et d'être vraiment jolie dedans.

→ *1. Je commencerai mon régime demain*

C'est la raison principale pour laquelle vous n'arrivez pas à ne plus être grosse. Il ne s'agit pas de commencer un régime. Il s'agit de changer certaines mauvaises habitudes. Et le seul bon moment pour le faire, c'est tout de suite. Versez-vous un verre d'eau, mettez une pomme de terre au four et considérez ça comme le début. Ensuite, jetez tous vos produits de grignotage gras et bourrés de calories. Exorcisez vos placards et votre réfrigérateur et offrez-leur un bon nettoyage de printemps. Allez faire les courses, à pied si vous le pouvez, et faites le plein de choses bonnes pour vous. Faites-le maintenant : ce sera un début en force, parce que, comme nous le savons déjà, le plus dur, c'est de s'y mettre.

Il est très important de bannir à tout jamais le concept de régime dans votre quête d'un autre vous-même plus tonique, en meilleure santé et plus mince. Je ne répéterai jamais assez l'importance de LAISSER TOMBER LES RÉGIMES. Pendant que vous y êtes, arrêtez de remettre les choses au lendemain. Commencez maintenant. Dans tous les domaines.

DO IT NOW !

« Régime » est un gros mot. Jamais il ne faut suivre un régime asservissant comme une esclave. Il suffit de changer ses habitudes, de modifier son attitude et d'assumer la responsabilité de son corps.

→ 2. Je commencerai à faire du sport quand mon régime marchera

Faux. Comme nous l'avons déjà dit, c'est dans l'autre sens que ça marche. Cela vaut la peine d'être répété, car c'est un concept vraiment dangereux, qui doit être combattu. Il faut d'abord vous mettre à courir pour pouvoir commencer à vous sentir bien dans votre corps. Ce n'est que quand les effets de la course commenceront à se faire ressentir que vous aurez envie de manger plus sainement. Quels que soient les changements que vous devez apporter à votre alimentation, ils seront beaucoup plus faciles à opérer lorsque vous serez une coureuse assidue, parce qu'une fois plus en forme et plus heureuse, vous serez en position plus forte pour changer. D'ailleurs, les habitudes alimentaires plus saines vous viendront assez naturellement quand vous aurez intégré votre programme de running à votre quotidien.

Ne vous découragez pas. Il y a toujours une façon de se sortir d'une vie passée enfermée dans un corps en surpoids. La course à pied vous aidera à la trouver.

→ 3. J'ai une ossature lourde

Sans blague ? C'est vrai ? Si vous pensez que c'est le cas, demandez l'avis d'un professionnel de santé. Allez chez votre médecin, faites-vous peser et demandez si vous êtes en surpoids. Il se peut que vous ayez une ossature lourde, mais il se peut aussi que vous soyez grosse. Avoir une ossature lourde n'est pas une excuse pour être en surpoids. Il y a de grandes chances pour que vous vous racontiez des histoires sur ce coup-là.

→ 4. Je n'aime pas les légumes et la salade

Eh bien alors, en plus d'être grosse, vous êtes une enfant gâtée ? Vous ne vous êtes probablement pas fait gronder de ne pas avoir mangé vos légumes quand vous étiez petite. Tant pis. Tout cela n'en sera que plus dur pour vous. Les princesses peuvent être très résistantes à la volonté. Mais imaginez combien vous impressionneriez les autres (les autres étant tous les gens autres que les princesses comme vous) si vous arriviez à changer quelque chose à vous-même. Le fait que vous lisiez ce livre est déjà un début qui force le respect.

→ 5. *Je n'aime pas l'eau*

Je ne vous demande pas d'aimer l'eau. Je vous dis juste d'en boire. Il y a une distinction entre les deux. Je ne me dis jamais : « Mhh, il n'y a rien qui me ferait plus plaisir tout de suite qu'un autre verre d'eau ! » Personne ne se dit ça. L'eau est un carburant essentiel pour toutes vos fonctions corporelles ; en boire plus est fondamental pour courir sans risques et pour réussir sur le long terme tout projet consistant à trouver une autre vous-même en meilleure santé. Les tisanes font aussi l'affaire ; si vous y tenez, les boissons sans sucre également, même si elles ne sont qu'un dernier recours, car elles sont pleines de produits artificiels et ne font qu'entretenir les fringales ou l'habitude de penser que vous avez besoin de quelque chose de sucré tout le temps.

Cela déprime le coach Niaque de constater à quel point une chose aussi simple que boire plus d'eau est un obstacle pour tant de gens. Vraiment, qu'est-ce qui cloche chez vous ? À la place de l'eau, vous buvez des boissons gazeuses et un nombre infini de tasses de thé et de café. Non seulement ces boissons sont pleines de calories inutiles, mais la plupart d'entre elles possèdent un effet diurétique : elles vous déshydratent plutôt que vous réhydrater ; vous avez encore plus soif ; vous êtes encore plus fatiguée ; vous manquez encore plus d'énergie. Pour l'amour du ciel, buvez plus d'eau.

→ 6. *J'ai un métabolisme vraiment très lent*

Fadaises. Vous êtes en surpoids, parce que vous mangez trop de cochonneries.

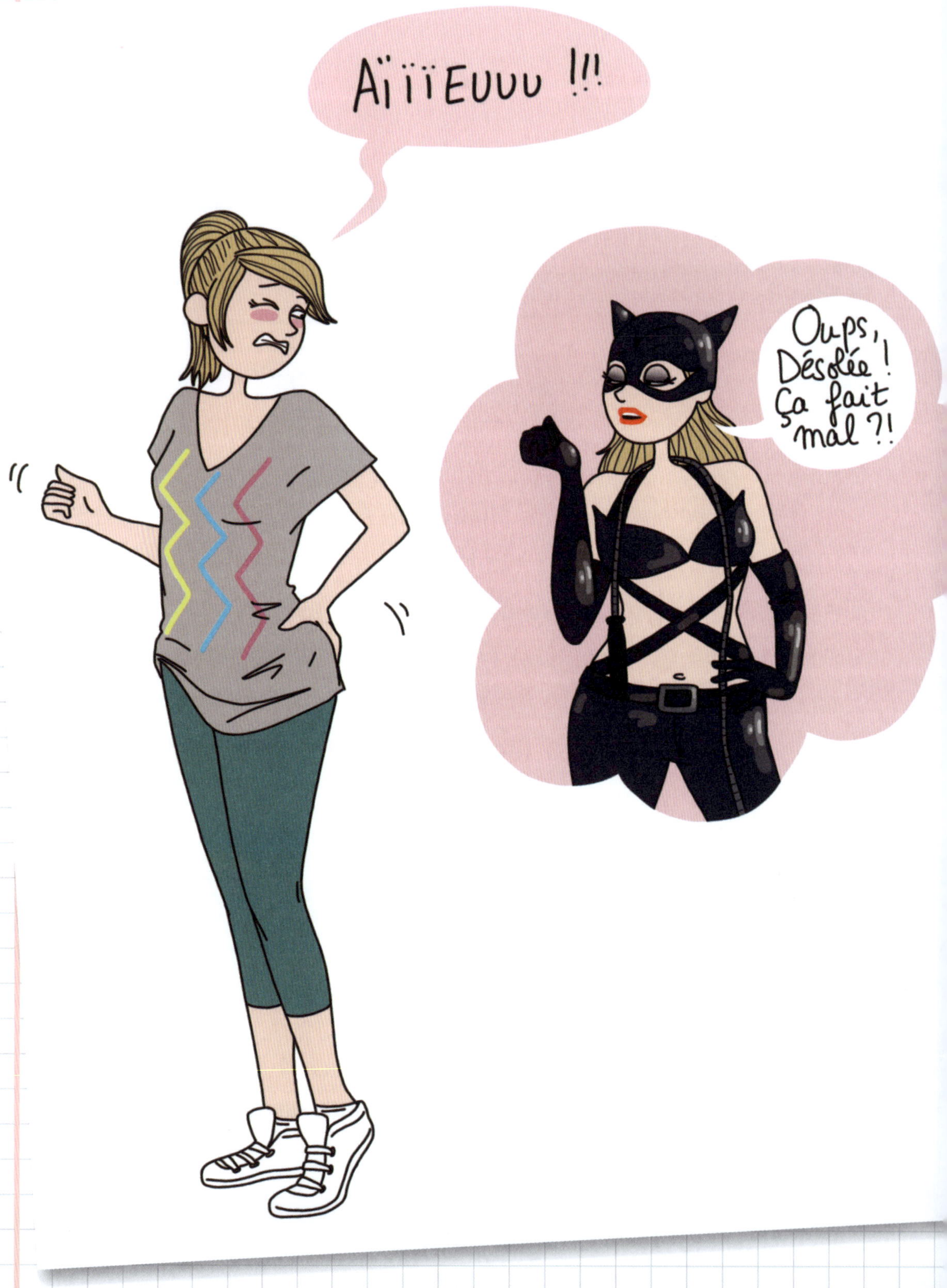
AÏÏÏEUUU !!!
Oups, Désolée ! Ça fait mal ?!

8

Le plan du coach Niaque pour une perte de poids définitive

Courir fait avancer les corvées…

Non, pas littéralement. Mais bon Dieu que ça aide ! Le repassage. La vaisselle. Le ménage. L'aspirateur. Les courses au supermarché. Courir rend toutes ces tâches quotidiennes mortellement ennuyeuses beaucoup plus faciles. Ma théorie est que, grâce aux hormones du bonheur que stimule la course à pied, on devient beaucoup plus forte à « mener sa vie » avec beaucoup moins de résistance et de découragement. Pour les corvées domestiques, une séance de course est l'équivalent naturel d'un antidépresseur. Tout est plus aisé à supporter après avoir couru. La conséquence, c'est qu'on fait tout beaucoup plus vite et avec beaucoup plus d'efficacité.

- Ne mangez que trois repas par jour et mangez-les **aux heures des repas**.
- Dînez **tôt**.
- Mangez lentement et prenez bien le temps de mâcher. Comme lorsque vous courez, **ralentissez**.
- Mangez **de plus petites quantités**, surtout de ce qui fait grossir.
- Remplissez votre assiette de **légumes**, de préférence verts. Idéalement, à chaque repas, la moitié de votre assiette doit être composée de légumes.
- Utilisez **moins de beurre et d'huile** en faisant la cuisine et tartinez le beurre en couche fine. Soyez vraiment intransigeante là-dessus.
- **Limitez les desserts**. Ils ne doivent pas faire partie du quotidien, mais sont réservés aux grandes occasions. Les fruits frais et les yaourts nature sont une exception à cette règle.

Et, au cas où vous auriez oublié :

- Prenez l'habitude d'aller **courir** trois à cinq fois par semaine. Mettez-vous dans la tête que courir est votre régime.
- Buvez de l'eau. **Buvez plus d'eau.**

Les sept péchés de la mort

1. Les boissons gazeuses sont une vraie cocaïne, sans les effets de perte de poids. Elles n'ont rien à faire dans votre réfrigérateur. Même pas les versions sans sucre qui sont aussi terribles et vous donnent mauvaise haleine. Faites une faveur à tout le monde et n'en buvez plus. La seule boisson gazeuse que vous pouvez envisager de boire est l'eau. Et le champagne.

2. Les bonbons sont pour les enfants et n'ont pas de place dans la vie d'une adulte. Grandissez. N'en mangez plus.

3. Plus de **grignotage**...

4. Les chips, gâteaux et biscuits.

5. Les pâtisseries sont dangereuses. Délicieuses et dangereuses. C'est quelque chose qui me tient vraiment à cœur, en partie parce que, jusqu'à ce que je tombe enceinte, je croyais que c'était une partie essentielle de mes besoins quotidiens, et je peux vous dire que j'en ai accumulé des kilos. Gardez à l'esprit que les pâtisseries sont essentiellement constituées de beurre : du délicieux beurre en pâte sablée ou feuilletée. Tout ce qui est aussi bon que ça ne peut être que mauvais pour vous. Si vous cédez tout de même à la tentation et que vous en mangez, punissez-vous en allant courir ce jour-là et répétez-vous très clairement que vous êtes vraiment une GROSSE VACHE. Ça devrait aider à éviter toute récidive.

6. Le fast-food et...

7. Les plats à emporter, la bête noire du coach Niaque. Non seulement ils sont incroyablement caloriques et nutritionnellement déplorables, mais ils encouragent à rester vautrée dans le canapé, ce que vous cherchez à bannir de votre mode de vie.

Si vous consommez au quotidien un ou plusieurs des produits cités ci-contre, c'est la raison pour laquelle vous ne perdez pas autant de poids que vous devriez en vous mettant à courir. Franchement, en tant qu'adulte, vous devriez avoir honte de vous-même si vous achetez toujours des bonbons et des boissons gazeuses toutes les semaines. Arrêtez immédiatement.

On entend tellement de bêtises sur les régimes et la perte de poids qu'on peut facilement se retrouver complètement noyée sous les conseils (souvent déplorables) et empêtrée dans des règles alimentaires ultra-compliquées. Ne vous laissez pas décontenancer par toutes les informations nutritionnelles que vous lisez ou entendez. C'est une perte de temps considérable et ça vous force à adopter des habitudes très contraignantes. Vous pouvez être mince et manger normalement si vous courez au moins trois fois par semaine.

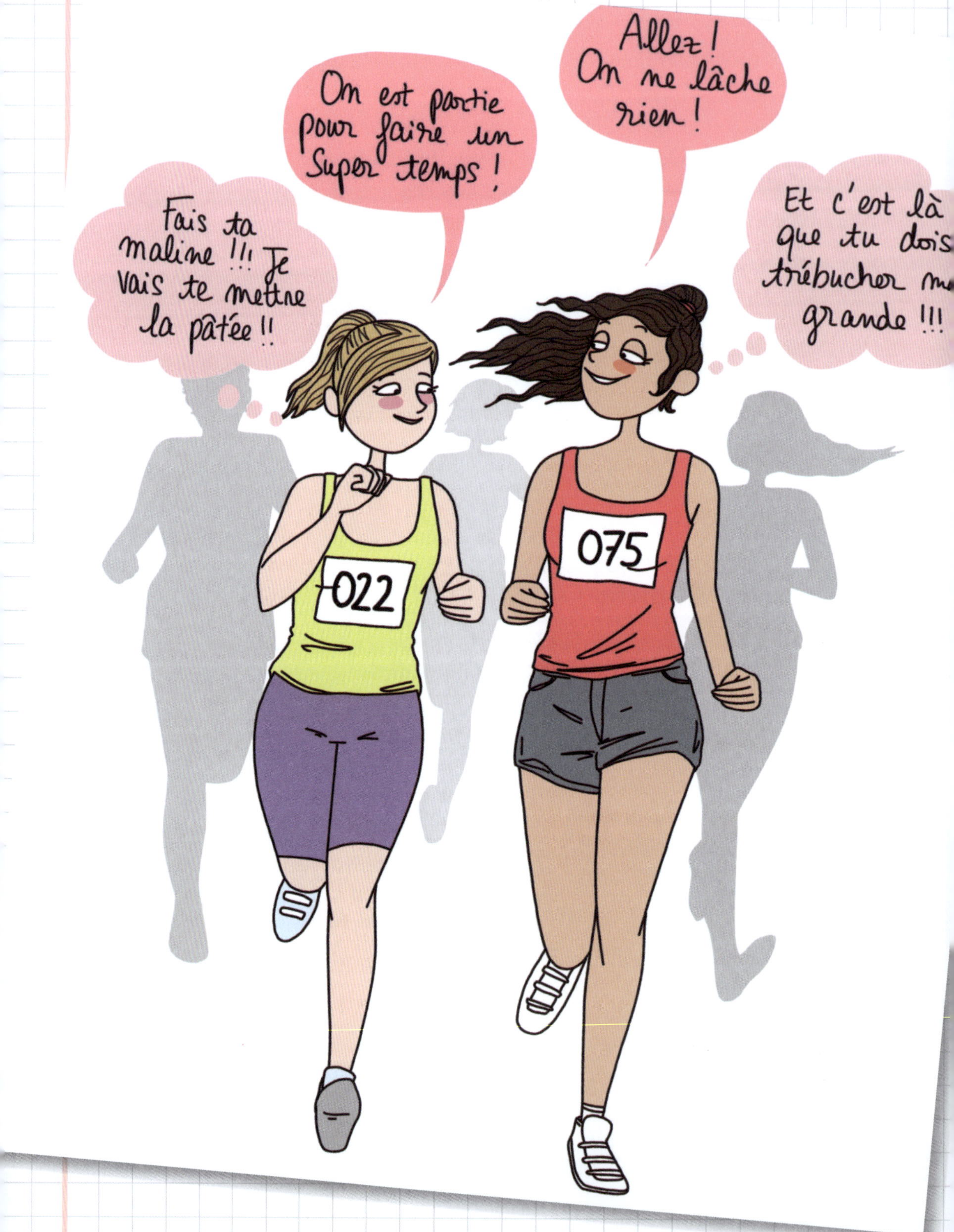

On est partie pour faire un Super temps !
Allez ! On ne lâche rien !
Fais ta maline !!! Je vais te mettre la pâtée !!
Et c'est là que tu dois trébucher grande !!!
022
075

9

Les bons aliments

Courir donne le ventre plat…

Pendant une séance de course, pensez à votre posture et profitez de ce moment pour l'améliorer. Courir régulièrement vous rendra fière de votre ventre ; les bourrelets disparaîtront pendant que les muscles qui se trouvent dessous se tonifieront en même temps, sans beaucoup d'effort.

Pour un effet encore plus tonifiant, essayez de prendre l'habitude de contracter vos abdominaux en courant. Ça vous paraît tordu ? Ça l'est. Imaginez votre dos dans la position dans laquelle il devrait être si vous faisiez des abdominaux correctement – le creux de votre dos doit être bien à plat sur le sol – et essayez de reproduire cette posture en courant. Ce n'est pas facile et j'oublie moi-même bien souvent de le faire, mais, au moins, prenez l'habitude de rentrer le ventre et d'étirer le torse en courant.

Voici quelques exemples de « bons » aliments auxquels vous devriez réserver une place d'honneur dans votre alimentation. Ce n'est en aucun cas une liste exhaustive. Si vous êtes déjà à votre poids de forme, c'est que vous mangez déjà les bons aliments. Si vous n'avez pas le poids idéal, ouvrez grand les yeux et lisez avec attention.

• Le pain et les pâtes. Oui, ces aliments qui sont précisément ceux que la plupart des régimes vous disent d'arrêter doivent être consommés en grande quantité. HOURRA ! À moins que vous ayez une intolérance au gluten, **le pain et les pâtes sont le carburant essentiel des coureurs**. Mangez-les sans une once de culpabilité. Ce sont les beurres, les sauces, les fromages et les confitures que nous étalons dessus qui font grossir, pas le pain et les pâtes eux-mêmes. Bien sûr, le pain complet est préférable au pain blanc. Mais, surtout, étalez votre beurre en couche *très* mince. Toujours. Grattez pour retirer le superflu. Chaque petit coup de couteau compte. Ce n'est, après tout, que de la graisse pure.

• Les pommes de terre. Encore une chose qu'il faudrait soi-disant bannir d'un « régime ». Je ne suis pas de cet avis. Une pomme de terre au four est un excellent exemple d'aliment parfaitement adapté aux coureuses assidues. Piquez-la avec une fourchette, passez-la sous l'eau froide, puis séchez-la soigneusement. Roulez-la dans le sel et mettez-la au four : la bonne idée, c'est de la mettre à cuire avant d'aller courir pour pouvoir la dévorer à votre retour, toute dorée à l'extérieur et bien fondante à l'intérieur. Écrasée avec du fromage, du beurre (n'oubliez pas la règle) et des haricots blancs à la tomate, il n'y a rien de meilleur.

• Les légumes vapeur et les crudités. Comme nous l'avons déjà évoqué, le vert doit devenir votre couleur préférée. En matière de légumes, n'oubliez pas que, moins ils sont cuits, mieux c'est. Faites-les cuire à la vapeur ou bouillir légèrement pour qu'ils gardent toutes

Essayer de trouver les versions allégées de vos produits de grignotage préférés (chips allégées, barres chocolatées allégées, biscuits allégés ou sans sucre) est suicidaire. Ça ne fera que vous enfermer encore un peu plus dans vos mauvaises habitudes – comme manger un paquet de chips avec votre déjeuner. C'est toujours une mauvaise habitude, même déguisée sous la forme d'une alternative pauvre en calories/allégée en matières grasses/sans sucre, et ces produits sont le plus souvent bourrés d'ingrédients artificiels. Le but est de perdre les vieilles habitudes et d'en prendre de nouvelles qui soient bonnes. Crudités, fruits, yaourts : c'est de ça que vous devez habituer votre cerveau à avoir des fringales au déjeuner, pas d'un paquet de chips.

leurs vitamines. Ayez toujours des crudités au réfrigérateur pour vous faire des en-cas : carottes, concombres, poivrons, etc. Vous aurez besoin d'avoir à tout moment de quoi grignoter sainement pour satisfaire votre nouvel appétit.

• La viande rouge maigre. Idéale pour reconstituer vos réserves de fer et de précieuses protéines.

• Le poisson. Évidemment. Non seulement le poisson frais, qui peut être cher, mais aussi les sardines, le maquereau ou le thon en boîte : sur une tranche de pain complet ou un bagel, cela fait un repas délicieux et équilibré.

• Les céréales complètes et le porridge. Un carburant idéal pour courir. À manger avec du lait écrémé ou demi-écrémé. Ou avec de l'eau si vous êtes d'humeur à vous auto-flageller.

• Le chocolat peut être consommé AVEC MODÉRATION. Il n'est pas normal de manger une barre de chocolat par jour au déjeuner, mais c'est un bon coup de pouce énergétique et un petit plaisir avant, après, ou même pendant une course (demandez à Paula Radcliffe).

• Les fruits frais et yaourts. Faites-en des réserves en cas de petite faim.

• Les fruits secs et les noix, les Wasa et autres pains croustillants. Idem.

La bonne nouvelle, c'est que, quand vous courez régulièrement, vous pouvez manger tous ces aliments autant que vous le voulez.

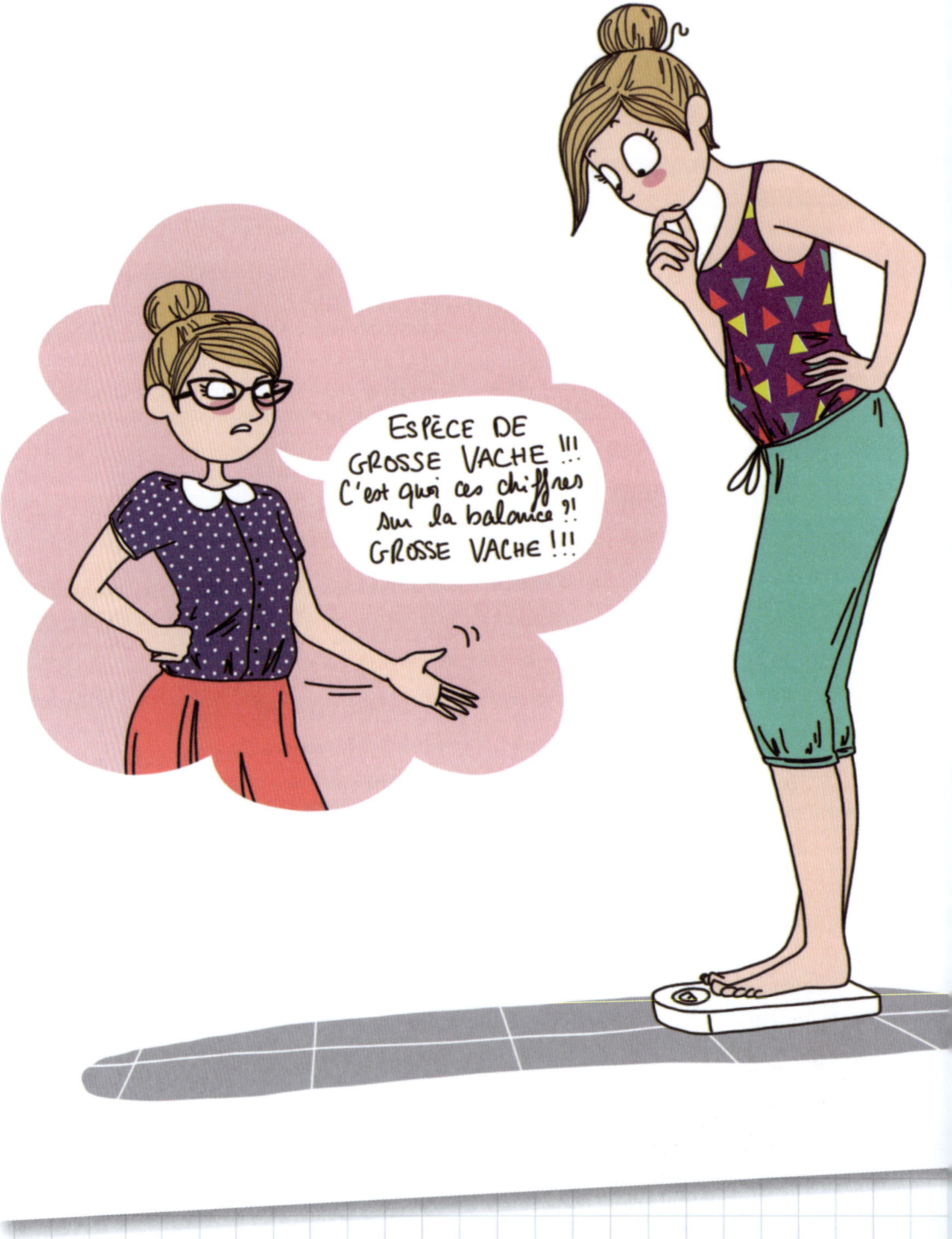
ESPÈCE DE GROSSE VACHE !!! C'est quoi ces chiffres sur la balance ?! GROSSE VACHE !!!

10

Le coach Niaque prend le contrôle de votre cuisine

Courir vous aide à mieux dormir…

Lorsque j'ai commencé à courir, ce fut un avantage énorme et inattendu pour moi. Je n'ai jamais aussi bien dormi qu'après m'être mise à courir. Je redécouvrais les schémas de sommeil que j'avais connus enfant et adolescente : m'endormir à l'instant où je posais la tête sur l'oreiller, profiter d'un bon sommeil, profond et réparateur. Le paradis. Plus de soirs à me retourner dans mon lit pendant des heures, à cogiter sans fin, avec des pensées négatives et anxieuses. Une bonne séance de course garantit presque avec certitude une bonne nuit de sommeil le soir même.

Avant d'objecter avec l'excuse du « Je n'ai pas le temps » ou « C'est trop cher pour moi », sachez qu'il s'agit de cuisine on ne peut plus rapide et économique. Vous devez reprendre contact avec ce que vous apportez à votre corps et commencer à exercer la même discipline sur votre cuisine que celle que vous exercez sur votre pratique de la course.

Prenez le contrôle de vos habitudes alimentaires. Mettez-vous à cuisiner vos repas vous-même avec des produits frais. Ne vous laissez plus asservir par le dernier régime à la mode ou les conseils du chef cuisinier en vogue. C'est vous qui avez désormais le contrôle et vous devez vous mettre à penser par vous-même.

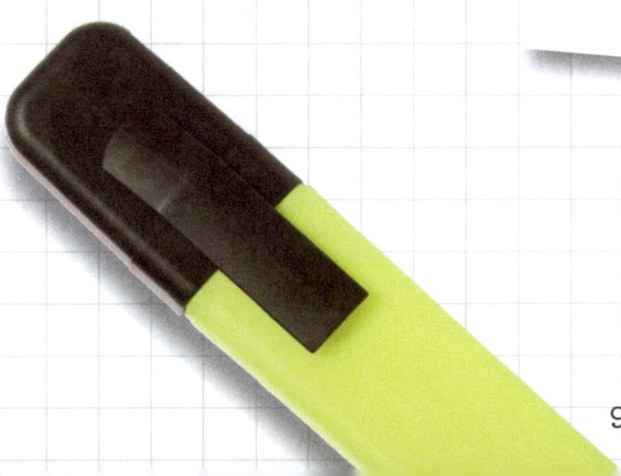

Je ne suis pas un grand chef et ce livre n'est pas un livre de cuisine, mais il y a quelques produits de base que tout coureur devrait avoir dans son arsenal culinaire. Rapides, équilibrés et BONS, ils font aussi merveille pour toutes celles d'entre vous qui connaissent des salves de culpabilité sur le thème de *Mon-Dieu-il-faudrait-vraiment-que-je-prépare-à-mes-enfants-des-repas-à-base-de-produits-frais-comme-le-fait-Jamie*. La clé est d'apprendre quelques bases simples, que vous pouvez cuisiner sans même avoir à penser aux ingrédients, aux quantités ni à la méthode. Ensuite, vous pouvez devenir aussi créative que vous le voulez, en les mixant selon votre humeur. C'est un peu comme maîtriser votre parcours de course de base avant de vous aventurer « hors piste ».

Ne vous laissez pas embarquer dans des règles alimentaires trop strictes. Les règles doivent être transgressées une fois de temps en temps, tant que vous courez trois à cinq fois par semaine. Vous pouvez d'ailleurs les transgresser régulièrement **une fois que vous aurez atteint votre poids cible**. Le coach Niaque veut que vous assumiez la responsabilité de votre poids et de votre corps sans devenir une intégriste de la nutrition aux aisselles poilues qui mange des graines pour les oiseaux.

→ *Les pâtes*

Comme nous l'avons déjà découvert, les pâtes sont les meilleures amies des coureurs. Mais pas les sauces et le fromage. En matière de sauce, la clé est d'appliquer le principe du *less is more :* moins vous mettez de sauce, plus vous pouvez manger de pâtes. De l'ail frais émincé et du poivron finement découpé, mélangés à des spaghettis *al dente* tout chauds avec un filet (et non pas un litre) d'huile d'olive, des herbes hachées (le persil et le basilic marchent à tous les coups), le tout agrémenté de parmesan râpé (avec le côté le plus fin de la râpe pour utiliser le moins de fromage possible), font un délicieux repas nourrissant, et en plus incroyablement facile et rapide à préparer.

À cette excellente base, vous pouvez ajouter une multitude d'ingrédients. Des échalotes ou de l'oignon finement découpés, revenus à la poêle avec un peu d'huile, puis servis sur des légumes. Les pousses de soja surgelées sont un bon produit de base à avoir dans son congélateur, que j'ajoute à de nombreux plats, fleurons de brocolis ou poivrons, pour ne citer qu'eux. Ajoutez des morceaux de viande cuite si ça vous chante : lardons, jambon, poulet (parfait pour accommoder les restes). Des copeaux de feta ou de la mozzarella (en petites quantités) peuvent être mélangés à la place du parmesan.

Ou essayez une sauce tomate classique : il y a des tonnes de recettes faciles à préparer (évitez celles qui préconisent de retirer la peau de la tomate. Qui a du temps à perdre avec ça ?). Si vous en faites en grande quantité et que vous la congelez, vous aurez toujours un repas sous la main. Là encore, vous pouvez les accommoder avec des légumes ou des viandes grillés.

En un rien de temps vous vous serez créé votre propre répertoire de super-recettes à base de pâtes, sans prise de tête et délicieuses.

→ *Les soupes*

Là encore, il suffit d'acquérir la méthode et base et vous pourrez créer et imaginer vos propres recettes. Faites revenir un oignon émincé avec du céleri découpé en petits cubes (l'ail est facultatif) dans un petit peu d'huile et de beurre (sans oublier d'écouter la voix du coach Niaque au moment d'ajouter les matières grasses). Puis ajoutez vos légumes coupés en gros morceaux et faites-les revenir jusqu'à ce qu'ils soient tendres. Ajoutez ensuite du poulet ou un bouillon de légumes (frais de préférence, mais en cube ça fait aussi l'affaire), et laissez mijoter à feu très doux pendant vingt minutes

Si vous avez un problème de poids de longue date et que vous essayez de mincir, il peut être judicieux de planifier vos repas au début de la journée ou même pour la semaine entière ; cela vous empêchera de vous chercher ensuite des excuses ou de craquer. C'est pour ça qu'il est appréciable d'avoir des portions de soupe ou autres repas équilibrés tous prêts au congélateur. Il faut que vos repas restent simples à préparer, sans prise de tête.

au maximum. Ne faites pas bouillir vos légumes à mort, sinon ils perdront toutes leurs qualités nutritionnelles. Mixez-les avec un mixeur plongeant, dans un Magimix, ou bien écrasez-les avec votre presse-purée manuel si vous n'êtes pas équipée ou que vous aimez juste vous muscler les bras. Continuez jusqu'à obtenir la consistance désirée. Ajoutez un peu plus d'eau bouillante pour désépaissir si nécessaire. Le persil est une herbe géniale pour parfumer les soupes en fin de recette, d'autant qu'il est extrêmement bon pour la santé : il regorge de calcium et de vitamine C.

Préparez une grande quantité de soupe, car celle-ci se conserve au réfrigérateur jusqu'à trois jours : c'est un déjeuner idéal après une bonne séance de course. Vous pouvez aussi en congeler des portions individuelles qui seront très pratiques.

→ *Les poêlées*

Équipez-vous d'un wok. Les poêlées sont un autre grand classique du coach Niaque. Elles sont incroyablement rapides à préparer et ce mode de cuisson assure aux légumes de conserver toutes leurs vitamines.

Utilisez la plus petite quantité d'huile possible et faites chauffer pendant une minute à feu très fort. Puis mettez dans la poêle un oignon émincé, du poivron finement découpé, de l'ail et du gingembre, et ajoutez des crevettes ou des dés de poulet, de bœuf ou de porc (aussi maigre que possible) et faites revenir pendant cinq bonnes minutes. Puis versez des légumes crus et laissez cuire une ou deux minutes tout en continuant à remuer. Ajoutez des pâtes cuites ou du riz à la dernière minute et un filet de sauce soja si c'est votre truc. Et voilà : un bon repas équilibré préparé en quelques instants.

Évitez les sauces toutes faites, l'ail ou le bouillon « prêts à l'emploi », etc. – ils sont invariablement bourrés de produits chimiques et de calories cachées. La clé est de choisir des aliments frais et crus. Ayez la main légère avec la viande et les matières grasses, mais lourde avec les légumes et le riz ou les pâtes.

→ *Le risotto*

J'adore le risotto. J'en prépare toujours un à dîner le jour où il y a eu un poulet rôti à déjeuner ; ainsi, je peux utiliser le délicieux bouillon de poulet frais et les restes de viande de la carcasse. C'est vraiment un des repas préférés d'Olly.

Pour la base, faites revenir un oignon découpé dans un peu de beurre, jusqu'à ce qu'il soit tendre et translucide. Ajoutez le riz à risotto, remuez pendant quelques secondes en veillant à bien recouvrir tout le riz avec l'oignon et le beurre. Si vous voulez, vous pouvez ajouter un verre de vin à ce moment-là, mais ça n'a rien d'obligatoire. Puis ajoutez le bouillon de poulet bouilli en le versant peu à peu, jusqu'à ce que le riz soit cuit tout en restant un peu ferme. Baissez le feu et ajoutez du parmesan finement râpé. Si vous avez un bon bouillon de poulet, c'est un repas délicieux qui se suffit à lui-même.

Si vous voulez ajouter une petite touche de fantaisie, essayez de l'agrémenter de petits morceaux de légumes cuits, comme de l'asperge ou du poireau. Ou bien mettez des épinards crus ou des feuilles de roquette, ou même de la viande si vous avez quelques restes.

Le risotto n'est pas le plat le plus rapide à préparer, mais, personnellement, je triche et j'ajoute la moitié du bouillon immédiatement à feu doux, en surveillant du coin de l'œil et en remuant de temps en temps, plutôt que continuellement, comme on est censé faire.

→ *La salade de fruits*

Préparez un grand saladier de salade de fruits frais au début de la semaine. Les fruits sont beaucoup plus tentants lorsqu'ils sont déjà tout découpés et présentés dans leur multitude de couleurs, prêts à être mangés dans un grand saladier qui vous regarde droit dans les yeux quand vous ouvrez le frigo. Ajoutez un filet de jus d'orange ou de pomme au mélange ; vous pouvez vous en servir un bol en cas de petite faim de sucré. Ajoutez du gingembre frais râpé pour une petite touche exotique. Ou mangez-la avec une cuillerée de yaourt à la grecque… mais pas le pot entier.

→ *Les jus*

Si vous avez sérieusement décidé d'augmenter votre consommation de fruits, je ne saurais trop vous recommander de vous équiper d'une centrifugeuse.
Essayez l'une des recettes suivantes :

- Centrifugez deux carottes, une pomme, une orange et 30 g de gingembre.
- Deux carottes, une pomme, un kiwi et une poignée de persil.
- Deux pommes, une demi-betterave, un demi-concombre et une poignée d'épinards frais.
- Une tomate, deux carottes, un bâton de céleri, du basilic et le jus d'un demi-citron.

Toutes sont absolument délicieuses et vous font prendre plein de points d'avance sur vos cinq fruits et légumes par jour. Vous pouvez toujours y ajouter de la vodka, un vendredi soir, pour un cocktail savoureux et équilibré.

Il s'agit d'avoir accès en permanence aux bons aliments et pas aux mauvais. C'est très difficile, même pour le coach Niaque, de résister à l'appel de la tablette de chocolat quand elle dépasse du placard en vous regardant droit dans les yeux. Ce ne serait pas un problème s'il y avait aussi un paquet de Wasa à disposition. Si vous essayez de perdre du poids, ne gardez pas les deux dans votre placard. Évitez-vous les choix cornéliens.

→ *Les smoothies*

Je suis passée maître dans l'art du smoothie lors de mon séjour en France. J'avais le luxe de disposer d'un Magimix, mais un mixeur plongeant fait également très bien l'affaire. J'achetais des tonnes de framboises, de fraises et autres fruits rouges surgelés, qui avaient le double avantage de ne pas être chers et de faire des smoothies bien glacés.

Tout est dans la connaissance de la « base » de ce que vous préparez. Armée d'une bonne base, vous pouvez inventer vos propres recettes à votre goût, en fonction de vos préférences et de votre budget, et commencer à adapter vos repas à ce qu'il reste dans votre frigo, plutôt que d'être enchaînée à chaque fois à une liste d'obscurs ingrédients. Une bonne base et une bonne méthode de cuisine sont le fondement sur lequel développer vos compétences culinaires.

La base d'un bon smoothie est la banane. Vous pouvez y ajouter tous les ingrédients que vous voulez. Pour un smoothie sans lait, 100 % fruits, ajoutez du jus de fruits. Le jus de pomme ou d'orange est idéal, mais tous les jus de fruits font l'affaire, le but étant de donner au smoothie une consistance buvable. Puis ajoutez vos fruits rouges surgelés, tous les fruits frais de votre choix, ou un mélange des deux. Expérimentez. J'ai découvert que l'ananas en boîte est un ingrédient fantastique (attention au sirop sucré, égouttez-le bien avant utilisation). Pour un smoothie vraiment gourmand, ajoutez un petit pot de yaourt à la vanille.

La base	Les ingrédients équilibrés qu'on peut ajouter	Les petits plus gourmands (à réserver aux grandes occasions[2])
Sauce pour pâtes Oignon, ail, tomates fraîches (ou en boîte si c'est ce que vous avez)	• Légumes - autant que vous voulez • Herbes fraîches • Viandes cuites, saumon ou thon en boîte • Une fine couche de parmesan râpé	• Une grosse poignée de cheddar râpé saupoudré par-dessus
Soupe Oignons, céleri, légumes de votre choix	• Herbes fraîches • Une cuillerée de crème aigre ou de crème fraîche	• De délicieux croûtons
Poêlée Oignons, ail, poivron, gingembre, pâtes ou riz	• Légumes - autant que vous voulez • Crevettes, viande maigre de poulet, bœuf ou porc	• S'il n'est pas évident de rendre une poêlée plus sexy, on peut toujours ajouter des cacahuètes ou des noix de cajou, qui sont pleines de gras
Risotto Oignon, ail, riz pour risotto, bouillon de poulet ou de légumes	• Champignons, purée de courge butternut ou tous les légumes de votre choix • Une petite poignée de parmesan	• Une poignée un peu plus grosse de parmesan, de la crème et une dose généreuse de vin blanc, à ajouter en cours de cuisson... puis un verre pour vous.
Salade de fruits Pommes, oranges, bananes, jus de fruits	• Mangue, raisin, kiwi, melon... tout ce que vous trouverez au rayon fruits exotiques de votre supermarché • Une petite cuillerée de yaourt à la grecque	• Remplacez la petite cuillerée de yaourt à la grecque par une (un peu moins) petite cuillerée de crème fraîche épaisse
Jus de fruits Des fruits !	• Plus de fruits ! Ou, soyons fous, pourquoi pas un ou deux légumes	• Vodka, glaçons... ahhh
Smoothies Bananes	• Fruits rouges surgelés • Fraises, pommes ou tous les fruits frais qui vous inspirent	• Un pot de yaourt à la vanille, ou pourquoi pas transformer votre smoothie en milkshake avec de la délicieuse glace à la vanille ?

[2] *Ne devenez pas le genre de personne triste à mourir, qui invite des amis à dîner et leur sert des plats « de régime ». Si vous êtes sur votre lancée et que vous tenez vraiment à manger équilibré, c'est le bon moment pour dégainer vos ingrédients « de luxe » et les ajouter à vos recettes de base. Sinon, réservez-les aux occasions vraiment spéciales, jusqu'à ce que vous ayez atteint votre poids cible.*

Un petit plus pour les vraies sadomasochistes

Laissez-vous le temps de ressentir de vraies sensations de faim. Il se peut que ces sensations vous soient complètement inconnues. Bien sûr, toutes les sortes de régimes conseillent en général l'inverse, c'est-à-dire : ne vous laissez pas avoir faim et gardez un niveau de glycémie constant. Il n'y a aucun doute, cela relève d'un certain bon sens : si vous vous affamez, vous avez plus de chances de craquer et de vous précipiter sur des cochonneries sucrées. Cependant, en tant que coureuse disciplinée, vous n'avez plus une volonté si faible. Vous êtes plus forte et plus déterminée que les autres. Alors laissez la faim venir à vous et apprenez à l'apprécier. Apprenez à reconnaître les moments où vous avez *vraiment* faim, par opposition à ceux où vous êtes juste fatiguée, triste ou gagnée par l'ennui.

Laissez la sensation durer aussi longtemps que ça reste confortable, puis mangez sainement. Ne vous donnez pas d'autres choix. N'ayez pas de produits de grignotage gras chez vous. Ne stockez pas des friandises sucrées dans vos placards. Souvenez-vous que votre plaisir, c'est de perdre du poids en courant. Dans les moments où vous êtes tentée de grignoter ou de vous empiffrer d'aliments interdits, commencez par aller vous regarder dans le miroir, convoquez votre mégère intérieure et dites : « *espèce de grosse vache.* » Avant de manger quoi que ce soit, buvez deux verres d'eau. Il se peut que vous vous aperceviez qu'en fait vous n'aviez pas faim du tout.

La faim n'est bien souvent qu'une soif (d'eau) déguisée.

Mais le coach Niaque dit aussi : il y a un autre type de soif, cependant, que l'eau ne peut pas étancher. L'alcool n'est pas un problème s'il est consommé avec modération. L'objectif est de travailler dur et de ne pas flancher, et d'être toujours mince et séduisante. Les petites sorties bien arrosées du vendredi soir sont à recommander.
Le coach Niaque ne vous demande pas de vivre comme une sainte. L'idée est de courir pour pouvoir profiter plus pleinement du reste de votre vie – y compris manger, faire la fête et sortir le vendredi soir.

Courir à jeun

Courir avec le ventre vide au petit matin est une expérience véritablement phénoménale, surtout si vous arrivez à vous organiser pour le faire au moment du lever du soleil. Préparez vos chaussures, vos vêtements et tout ce dont vous avez besoin près de votre lit, la veille au soir, afin de vraiment les enfiler au saut du lit, quand vous êtes encore à moitié endormie. La seule autre chose que vous ayez à faire est de boire de l'eau, et vous êtes prête à partir. **Sans traîner**.

Courir à jeun n'est pas fait pour tout le monde, mais essayez et voyez ce que ça donne avant de vous faire un avis.

Si vous êtes comme moi, vous ne ressentirez pas la moindre sensation de faim avant ou pendant la course. Mais vous vous sentirez légère comme une plume et serez capable de courir beaucoup plus facilement qu'à tout autre moment de la journée ou de la soirée. Il n'y a rien de tel pour vous préparer à la journée qui commence. Vous en reviendrez euphorique, incroyablement détendue et comblée, mais aussi merveilleusement efficace et vive.

Courir va transformer complètement votre rapport à la nourriture. Vous pouvez courir le ventre vide et ne pas ressentir de faim jusqu'à une heure après. Mais quand la faim finira par se faire sentir, vous aurez les crocs comme jamais. Le mieux est de manger peu de temps après avoir couru, surtout si vous essayez de perdre du poids. Votre métabolisme est à son apogée après une course, le sang circule vigoureusement dans tout votre corps, tout marche tranquillement et efficacement, donc vous éliminez ce que vous mangez rapidement et facilement, beaucoup plus que si vous aviez mangé avant de courir et essayé de brûler les calories consommées en courant ensuite. Manger avant de partir courir en fait aussi un moment beaucoup moins appréciable : vous vous sentirez très lourde et pataude, et cela fera de ce moment plus une épreuve qu'autre chose. Alors essayez de courir dès le lever, avec le ventre vide si c'est possible. Ne paniquez pas si vous ne le pouvez pas, ça ne fait rien. À une époque, je courais le soir après le travail (avec le ventre vide), et ça m'allait très bien aussi. La course matinale est un idéal absolu, le summum étant de courir sur une plage au lever du soleil. Faites-le la prochaine fois que vous partez en vacances et envoyez-moi une carte de remerciements.

Si vous êtes en surpoids, il y a toutes les chances que vous mangiez pour combler un vide qui n'a pas toujours à voir avec la faim. Aucune quantité de nourriture ne peut combler ce vide-là. Alors qu'une séance de course, oui.

3

ET MAINTENANT ?

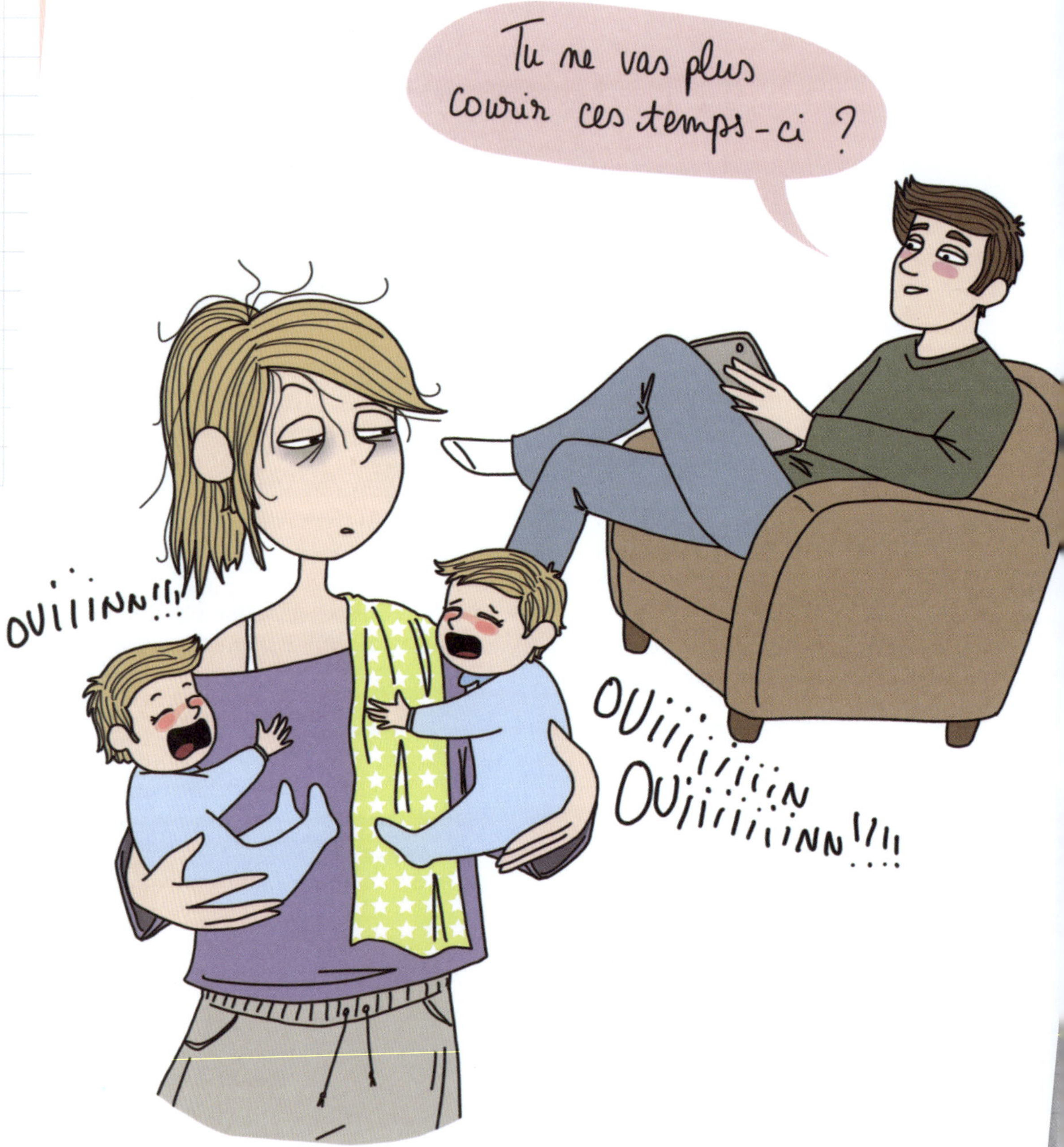
Tu ne vas plus courir ces temps-ci ?
OUIIINN!!!
OUiiiiiiiin
OUiiiiiiinn!!!

11

S'y tenir... et quoi faire en cas de démotivation

Courir vous rend jolie...

Quand j'étais enceinte, ma peau avait ce fameux « éclat » de la grossesse. Remarquablement semblable à ce qu'elle est après une course. Ce qui est très logique : pendant la grossesse, l'afflux sanguin augmente et le sang est beaucoup plus visible à la surface de la peau, ce qui contribue à cet éclat ; après avoir couru, vous avez également le teint éclatant de santé, parce que votre sang circule beaucoup plus vite dans tout votre corps et que vos vaisseaux capillaires, à la surface de la peau, se dilatent. Avoir le teint éclatant, c'est être plus belle que jamais. Courez pour avoir un teint resplendissant, une peau vibrante et les joues roses. C'est sans doute le meilleur conseil beauté que l'on vous donnera de toute votre vie. Aucun maquillage, aucun masque voire aucune chirurgie ne peut égaler la fraîcheur de votre visage après une course – le sang si près de la surface de la peau la fera paraître naturellement jeune et vos yeux seront plus pétillants que jamais.

Vous avez donc besoin de faire de tout ce que vous avez appris une habitude. Mais comment ? Continuez à suivre ces instructions de mois en mois et d'année en année. Sans jamais vous relâcher. Échangez vos vieilles mauvaises habitudes contre d'autres, nouvelles et bonnes. Punissez-vous quand vous déviez – **soyez vraiment dure avec vous-même**. L'idée est que, une fois que vos nouveaux régimes de course et d'alimentation seront devenus une habitude (pour cela, il faudra des mois d'assiduité), ils ne disparaîtront plus. Ils feront partie de vous-même et de la façon dont vous fonctionnez. Et vous n'aurez plus à y penser ou à vous motiver pour les suivre. Ils se feront juste naturellement, comme faisant partie de votre quotidien. Je veux dire par là courir, boire plus d'eau et prendre la responsabilité de ce que vous apportez à votre corps.

Répéter indéfiniment la même course identique, testée et approuvée, jour après jour, est précisément le genre d'habitude ennuyeuse que vous devez cultiver pour vous garder de toute baisse de motivation. Plus votre parcours est routinier, moins il demande d'effort à faire, jusqu'à ce qu'il finisse par devenir une partie de votre journée, à laquelle vous n'avez même plus à penser. Vous le ferez – comme vous vous lavez et vous mangez – et vous ne vous en ferez pas dévier par des forces extérieures. Plus il sera simple et sans complications, plus ce sera facile de cultiver et d'apprivoiser votre course pour qu'elle devienne une habitude. Au bout d'un moment, c'est comme d'aller dormir – ou plutôt c'est comme d'aller à un rendez-vous pour lequel on stresse en se demandant comment s'habiller, où aller et de quoi parler. Moins il y a de choix à faire, plus il y a de chances de passer simplement à l'action, sans se poser de questions ni essayer de se défiler. Oui, c'est très machinal – c'est justement ça l'idée –, mais vous ne vous plaindrez pas quand vous aurez le corps dont vous avez toujours rêvé et que vous pourrez toujours manger comme une reine.

La perte de motivation

Ça arrive. Vous baissez la garde et, soudainement, votre motivation se fait la malle. C'est le seul vrai obstacle que vous rencontrerez : vous vous réveillerez en sachant que vous devez aller courir aujourd'hui et vous n'aurez pas envie d'y aller. Vous remettrez ça sans cesse à plus tard : « J'irai après le déjeuner », « J'irai cet après-midi », « J'irai quand j'aurai regardé telle émission. » L'ironie est que vous n'arriverez ni à profiter de votre émission ni à être productive dans le reste de votre journée tant que vous ne serez pas allée courir. La culpabilité vous rongera, vous empêchant d'être efficace dans ce que vous avez à faire.

La culpabilité est un outil très important pour vous aider à ressortir de chez vous. Parce que si vous manquez une course, elle monte et vous fera sans doute enfiler vos baskets plus tard dans la journée ou, du moins, le jour suivant. Mais quand vous passez d'une ou de deux courses manquées à deux mois sans courir, là vous êtes vraiment mal. La culpabilité s'estompe et vous risquez d'oublier tout ce que vous avez appris. La mémoire d'une coureuse est très courte en termes de culpabilité. La mégère intérieure qui vous mène à la baguette quand vous courez régulièrement finit par se taire à force de ne plus être écoutée. Et, une fois qu'elle s'est tue, vous avez

> Pour vous remettre sur les rails, tout ce qu'il vous faut ce sont vos chaussures de course et le courage de faire les premiers pas dehors.

perdu une aide précieuse à la motivation. Cette voix est votre coach personnel bien à vous. Laissez-la continuer à s'exprimer et elle vous fera enfiler vos baskets et sortir de chez vous bien vite.

Au risque de me répéter, c'est pour ça que c'est utile d'avoir une routine bien définie pour le moment où vous allez courir chaque jour : avec une routine stricte, vous ne pouvez pas commencer à vous chercher des excuses. Votre séance de course ne doit pas être une option parmi d'autres de choses à faire un jour donné, mais une partie intégrante de votre routine quotidienne. Quand la motivation commence à flancher, soyez dure avec vous-même. Avec votre humour à toute épreuve, faites l'exercice du *« espèce de grosse vache. »* devant le miroir, et vous devriez bientôt vous retrouver dehors avec un grand sourire.

Ce qu'il y a de génial avec la course à pied, c'est que, même quand on perd le fil – peu importe pendant combien de temps –, on est toujours à deux minutes de s'y remettre. Ça ne demande pas de remise en forme ni d'autre nouvel engagement supplémentaire, mais, en fonction du temps que vous avez passé à courir régulièrement avant, il se peut que vous ayez besoin de reprendre en douceur. Si vous n'étiez même pas allée au bout du programme en six étapes, par exemple, et que vous êtes restée sur le carreau pendant quinze jours, alors vous devez sans doute repartir une semaine ou deux en arrière. Connaissez vos limites et soyez réaliste : si vous n'avez suivi que quelques semaines du programme et avez ensuite passé une année sans courir, vous allez devoir revenir à la case départ.

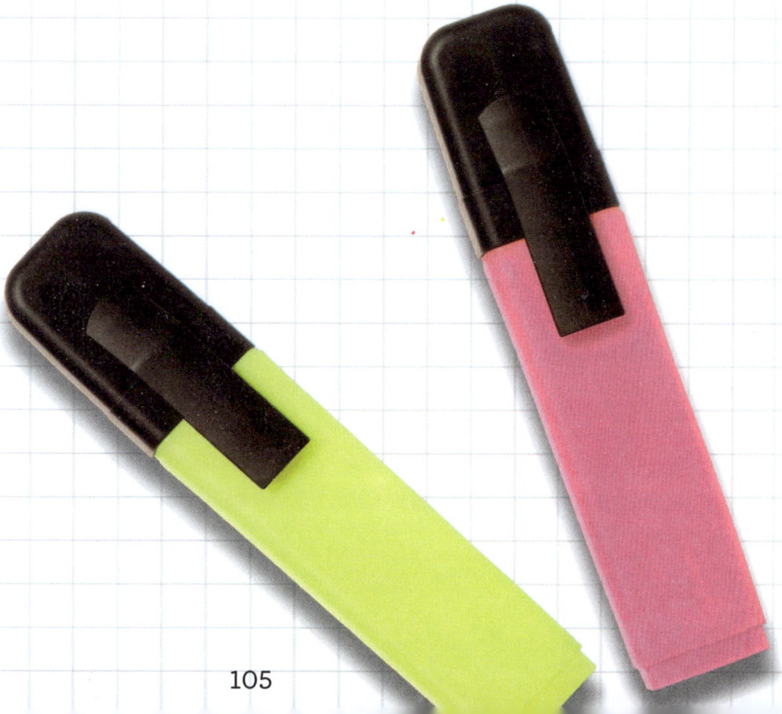

Ayez l'esprit de compétition

Transformez la perte de motivation en véritable zèle en payant pour participer à une course et en vous promettant de réunir des fonds pour une œuvre de charité, idéalement pour une cause qui vous tient à cœur. Dites-le à tout le monde. Comme ça, vous ne pourrez plus vous défiler. Vous fixer des objectifs et vous lancer à leur poursuite – que ce soit une course pour dépasser vos limites, soulever des fonds ou battre un(e) ami(e) – est la meilleure garantie de rester motivée. Allez sur Internet et inscrivez-vous à un club si c'est votre truc (vous trouverez quelques adresses à la fin de ce livre), ou courez contre un(e) collègue et battez-le(la). Tout est dans le fait de se fixer des objectifs et de gagner.

Quiconque considère la course à pied comme « un plaisir » ne connaît pas le sens de ce mot. À l'école, courir est une punition, comme les heures de colle et les lignes à recopier, après tout. Ce n'est pas censé être un plaisir. Si vous essayez d'en faire un plaisir, vous échouerez.

Le plaisir, c'est ce qu'on ressent après avoir couru, et c'est aussi ce qui se dégage de vous parce que vous courez.

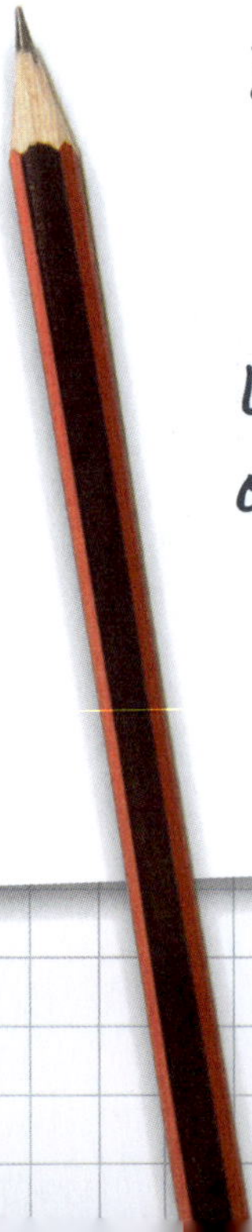

Ruth

J'ai récemment relu ce que j'avais écrit quand j'étais enceinte et que j'élaborais le premier jet de ce livre...

J'étais verte de jalousie en voyant Olly partir travailler ce matin après avoir commencé sa journée par une bonne séance de course. Je veux, moi aussi, ressentir ce qu'il ressent. Je veux ma part de cette poussée d'endorphines. Je dois me contenter d'une marche rapide tous les jours et je peux vous dire que ce n'est pas la même chose. Mais, voilà, mon corps est occupé à tout autre chose pour les mois qui viennent et je suis déterminée à en profiter. Mais ça m'a fait penser : comment vais-je arriver à m'organiser pour courir après l'arrivée des jumeaux ? Ce sera sans doute un cauchemar logistique, mais il faut vraiment que je trouve une solution. Parce que je sais que l'heure que je passe à parcourir Hampstead Heath sera le meilleur temps que je pourrais investir dans ma nouvelle vie de mère. Ça me procurera ces endorphines qui me manquent tant, cela me rendra les tâches terriblement monotones de la vie de mère plus supportables, et ça m'aidera à mieux dormir – du moins dans les moments où je le pourrai. Ça rendra tout ça un peu plus facile à gérer et me donnera de l'énergie et de la patience. Et, peut-être le plus important de tout, ça m'aidera à mieux profiter de mes bébés et à garder le sourire. C'est ma théorie en tout cas.

Ha ! Eh bien, maintenant que les jumeaux ont neuf mois, je peux dire en toute honnêteté que la baisse de motivation m'a frappée de plein fouet après leur naissance. Avant, j'avais arrêté de courir sur de courtes périodes : quelques semaines, quelques mois même, mais pas comme ça. C'était ce que j'appelle un EFFONDREMENT TOTAL DE MOTIVATION. Mon corps était anéanti par l'accouchement. Plutôt que d'en tirer de l'énergie et de la volonté, j'ai perdu toute foi en mon corps. J'en avais peur tout le temps, peur qu'il me lâche. Mes os semblaient bizarrement avoir changé de position et rien ne semblait marcher correctement. Je n'arrivais plus du tout à me remettre à courir. J'ai décidé instantanément que ma vie d'avant était terminée et que je n'aurais plus jamais le temps ni l'énergie de courir. Ça me prenait le peu de force physique que j'avais de simplement tituber d'une journée à l'autre en essayant de gérer les jumeaux. J'ai vraiment cru que j'allais mourir de fatigue. Courir était hors de question.

J'ai décidé instantanément que ma vie d'avant était terminée et que je n'aurais plus jamais le temps ni l'énergie de courir.

Mais je continuais à recevoir des gentils e-mails incitatifs de mon agent à propos du livre, que je lui avais envoyé juste avant l'arrivée des jumeaux. Ils étaient tout petits et demandaient beaucoup d'attention, mais j'ai réussi à trouver le temps de m'occuper des premières phases de préparation du livre pour qu'il soit envoyé aux éditeurs. Je ne courais pas, mais je pensais tout de même à la course. Je ne pouvais pas y échapper. J'ai essayé d'aller courir une fois à la période de Noël, mais ça a été un désastre et ça n'a fait que confirmer tous mes pires doutes sur mon corps affaibli et fourbu. (C'est idiot, à la réflexion, d'avoir voulu courir si tôt et dans de si rudes conditions, trop niaqueux... même pour le coach Niaque.) Et puis, à la nouvelle année, mon agent m'a dit que nous avions une proposition de publication sur la table. J'étais époustouflée et ahurie et j'avais un peu l'impression d'être une usurpatrice. Je n'avais pas couru depuis dix-huit mois. Je me suis dit que ça ne faisait rien parce que j'avais déjà écrit le livre... à l'époque où j'étais une tout autre femme. Mais la proposition est arrivée avec une demande de vingt mille mots de plus. Je me suis rendu compte que je n'avais rien à dire. Rien de drôle, d'inspirant ni de vrai. Je n'arrivais pas du tout à me motiver à écrire, sans parler d'écrire quelque chose de bien, si je ne me remettais pas à courir. Et je n'arrivais tout simplement pas à m'y remettre.

Il m'est venu à l'esprit que cet état – l'état d'EFFONDREMENT TOTAL DE MOTIVATION – est exactement celui dans lequel sont la plupart des gens au départ. Un état d'inactivité sportive et d'apathie générale. J'ai réalisé pour la première fois à quel point c'est extrêmement difficile de se lancer. Parce qu'après une pause de dix-huit mois, au cours de laquelle j'étais passée par l'accouchement, mon corps n'avait retenu aucun souvenir de la course, aucun attachement physique ni émotionnel à la pratique sportive. J'ai même arrêté de croire que ça pouvait être aussi bon que tout ce que j'avais pu écrire dessus. Je m'étais habituée à une nouvelle façon de vivre – une vie de résignation – et ça me semblait acceptable (et bien sûr que c'est acceptable) de m'écrouler dans le canapé avec un verre de vin après avoir couché les jumeaux pour la nuit, et de demander à Olly de commander des plats tout faits. Que ce n'était pas grave de manger toutes ces cochonneries. J'avais arrêté de me soucier de mon corps même si je ne prenais pas de poids, parce que les jumeaux me faisaient brûler toutes les calories que je consommais et même un peu plus, jour après jour, semaine après semaine, mois après mois. Plus ils grandissaient, plus ils devenaient lourds et plus je brûlais de calories, et donc plus je pouvais manger de gâteaux et de cochonneries. Mais je n'étais pas belle à voir et je n'avais absolument aucune énergie. Je m'écroulais sur mon lit à 21 heures tous les soirs, et je dormais d'un sommeil haché jusqu'à ce qu'un des bébés me réveille. Mais j'étais si habituée à cette nouvelle façon d'être que je me disais : je suis une mère maintenant et c'est comme ça que ça va se passer désormais. Pas de temps pour quoi que ce soit d'autre que les bébés et certainement pas le temps de prendre soin de mon corps.

Puis deux choses décisives sont arrivées, dont on peut dire qu'elles ont été des catalyseurs...

Catalyseur 1 : la maladie

Les jumeaux ont attrapé un virus. Ils me l'ont passé et ça m'a complètement anéantie. Je rampais dans toute la maison, à nettoyer du vomi et de la diarrhée, tout en étant moi-même incapable de garder quelque chose dans l'estomac ; je n'avais pas plus d'énergie qu'une huître. Tout ce que j'arrivais à faire, c'était pleurer. J'étais à peine remise du virus que j'ai attrapé une toux épouvantable qui nécessitait des antibiotiques et que j'ai mis un mois à vaincre. Olly a aussi attrapé cette toux, et il a eu besoin d'une double dose d'antibiotiques, d'inhalateurs, d'un scanner et de tout un attirail médical pour s'en sortir. Je me suis souvenue qu'il ne m'arrivait jamais de tomber malade quand je courais. Il se trouve que courir renforce le système immunitaire, et il semblerait que ça protège des infections et des rhumes. Olly et moi étions d'accord que s'occuper des jumeaux était impossible, à moins d'y consacrer 100 % de notre temps. Nous savions tous les deux que nous avions besoin de nous remettre à courir, pour recommencer à mieux prendre soin de notre corps et à faire plus attention à ce que nous mangions. De plus, le délai pour remettre le supplément de texte pour le livre approchait à grands pas, et je n'avais pas réussi jusque-là à pondre plus que quelques centaines de mots insignifiantes. C'est la peur, en réalité – la peur pour ma santé et celle de ne pas tenir mes engagements, de ne pas arriver à écrire ce texte – qui m'a fait sortir de chez moi, un soir de printemps, après avoir mis les jumeaux au lit, alors qu'Olly venait de rentrer du travail. Une partie de moi voulait désespérément retrouver quelque chose de celle que j'avais été, un peu de la pêche que j'avais eue à l'époque, pour impressionner mon mari qui vivait avec l'ombre de la femme dont il était tombé amoureux il n'y a pas si longtemps. J'ai marché jusqu'à Highgate Wood (environ dix minutes : l'échauffement parfait), ai passé le portail, puis ai commencé à courir à toutes petites foulées…

Catalyseur 2 : la blessure

Le catalyseur 1 a donc suffi à me faire enfiler mes baskets et sortir de chez moi. J'avais une petite douleur dans le genou droit, mais au bout de quinze minutes de course elle a disparu. Je courais lentement et volontairement et je peux dire en toute honnêteté qu'à aucun moment je n'ai pris plaisir à cette course. C'était brutal, refaire travailler ses muscles après si longtemps, et ça m'a demandé un effort gigantesque de ne pas m'arrêter toutes les cinq minutes. À aucun moment je ne suis entrée dans un « élan » autre que celui qui consistait à me dire : « ARRÊTE-TOI et rentre à la maison TOUT DE SUITE. » Je priais juste pour arriver au bout de ce que j'avais prévu de faire : une course d'une heure autour de Highgate Wood. Et je l'ai fait. Mes jambes pesaient du plomb, et j'ai réalisé dans un éclair de lucidité combien je n'étais plus en phase avec mon corps. Mais j'étais hypercontente de moi d'être arrivée à faire ce que j'avais prévu ce jour-là. Sortir de chez moi une fois les jumeaux couchés, éviter le frigo et le verre de vin, même si je caressais l'idée de m'autoriser à utiliser les deux un peu plus tard pour continuer à avoir la pêche.

Mais à peine avais-je reposé le pied chez moi que la magie a commencé à opérer. J'ai traversé la cuisine héroïquement et me suis dirigée droit vers l'évier. Je voulais juste de l'eau. J'en ai bu des litres fraîchement tirés du robinet. C'était délicieux comme un nectar. Je me suis immédiatement assise devant mon ordinateur et me suis mise à écrire. Les mots venaient facilement et avec fluidité, et avant même de lever les yeux j'avais écrit mille mots. J'y étais. Ça marchait. C'est la magie qui avait tant manqué à ma vie. Je me sentais stimulée. Je me sentais heureuse. Je me sentais épuisée. Je me suis écroulée au lit ce soir-là et ai dormi comme une bûche pour la première fois depuis le temps où je courais. Je n'ai pas été réveillée par les gazouillements des bébés, pas avant le matin – à 7 heures, en fait, au bout d'environ dix heures de sommeil. C'était la plus longue nuit que je faisais depuis mon quatrième mois de grossesse.

Je me suis retournée pour me lever et c'est là que c'est arrivé. Mon genou droit était à l'agonie. Je l'ai regardé : une masse gonflée de chair tout engourdie et douloureuse. Merde alors ! J'avais prévu de retourner courir ce soir-là, d'écrire encore mille mots, etc. (vous voyez le principe). Voilà que j'étais anéantie au premier obstacle. Soulever des bébés et les porter dans l'escalier est très difficile quand on a Elephant Man dans un genou, croyez-moi. Et ça me déprimait tellement. Et ça me rendait anxieuse : arriverais-je à écrire sans courir ? Eh bien, il allait bien falloir. Étrangement, j'étais encore plus inspirée par le fait que je ne pouvais pas courir. Ça avait le même effet que la grossesse. Plus le droit de courir, mais pas parce que je l'avais choisi. D'une certaine manière, j'ai transformé le négatif en positif.

Enroler un(e) ami(e)

Alors je sais bien que j'ai dit plus haut qu'« un problème partagé est un problème double ». Eh bien, quand on est un coureur novice, qui entame à peine l'étape 1 du programme du coach Niaque, ça ne fait aucun doute. Mais si vous êtes une ancienne coureuse fatiguée et blasée, souffrant d'une perte grave de motivation, cela peut être vraiment judicieux d'en appeler au soutien de votre conjoint ou d'un(e) ami(e). Faites-en votre coach Niaque de renfort. Cela doit être quelqu'un dont vous avez gagné le respect et que vous seriez mortifiée de laisser tomber.

Dites à cette personne que vous avez l'intention de courir et, si nécessaire, demandez-lui de vous forcer à sortir de chez vous. Briefez-la avant, en lui expliquant que vous n'avez plus de motivation, que vous savez que vous essayerez tout ce qu'il y a dans ce livre pour vous en sortir, et que son rôle sera d'assurer que vous sortirez avec vos baskets aux pieds et que vous ne rentrerez pas avant au moins une heure. Une de mes excuses est que je ne trouvais plus mes chaussures de course ! Olly les a retrouvées et m'a mis les pieds dedans, il est pratiquement allé jusqu'à me les lacer. Si, après tout ça, je n'étais pas allée courir, la honte aurait été difficile à porter.

Mentez toujours... à vous-même

Le mensonge peut être un très bon outil de motivation lorsqu'il est utilisé à bon escient. Ces derniers temps, j'arrive à trouver le courage d'aller courir en me disant que je pars juste pour une marche rapide et que je ne vais courir que dix minutes, puis rentrer à la maison. Ça me suffit à me sortir de chez moi quand la perspective d'aller courir m'accable et que ma motivation est au plus bas. C'est diablement efficace pour vous faire enfiler vos baskets et sortir – ce qui est toujours 90 % de l'effort –, pour vous forcer à faire ces premiers pas et passer ces dix terribles premières minutes de *toute* course. Parce qu'une fois que vous avez fait ce que vous aviez dit, vous aurez sans doute envie d'aller plus loin. Si votre motivation est toujours faible au bout de dix minutes, racontez-vous un autre mensonge : encore juste cinq minutes et puis je rentre à la maison, et continuez à courir de plus en plus loin par petits bouts si vous avez encore du mal. Avant de vous en être rendu compte, vous aurez couru une heure.

Ruth

Après avoir signé mon contrat de publication, je suis allée aux bureaux de mes éditeurs pour leur présenter le coach Niaque et parler un peu du livre. J'étais terrifiée à la perspective de parler à une assemblée d'inconnus, ce qui me faisait me sentir particulièrement pathétique, sachant que je suis censée être une avocate habituée à parler au tribunal. Mais me présenter devant une assemblée d'inconnus (et d'inconnus interactifs !) est une autre paire de manches que de faire une plaidoirie devant un jury impassible (qui ne peut pas répondre), vêtue d'une perruque, d'une robe d'avocat et de lunettes. J'en ai parlé à Olly la veille au soir et lui ai demandé des conseils pour ne pas être trop nerveuse. Outre l'inévitable « Va courir », il m'a suggéré de reconnaître en toute franchise combien j'étais nerveuse.

La course à pied est une excellente métaphore de la vie et de tous ses défis.

C'est ce que j'ai fait et je me suis retrouvée à discourir sur le fait que la course à pied était une excellente métaphore de la vie et de tous ses défis. Je leur ai dit que j'allais aborder cette entrevue comme j'aurais abordé une course. En le faisant, chaque parcelle de mon corps et de mon esprit me disait de ne pas le faire ; je m'attendais à ce que les dix premières minutes soient un calvaire et j'espérais que les choses se réchaufferaient par la suite. Je m'attendais aussi à ressentir quelques tiraillements (et peut-être même de vraies douleurs) pendant l'entrevue, mais j'espérais qu'à la fin je me sentirais très contente de moi-même. C'est ce que j'ai dit et c'est exactement ce qui est arrivé. Il s'est avéré que beaucoup des femmes présentes dans la pièce étaient intéressées par la course à pied, et nous avons eu une conversation très intéressante et inspirante. Une des meilleures parties de la discussion a porté sur la façon de se lancer. Comment provoquer ce déclic pour se motiver ? C'est la question à un million de dollars, ai-je pensé tout haut.

J'ai continué à réfléchir à cette question pendant quelque temps, après avoir quitté les bureaux. Comment provoquer le déclic ? Espérer qu'un déclic se fasse, que les lumières s'allument tout d'un coup et que – abracadabra ! – vous y êtes, les yeux étincelants, toute fofolle et prête à partir, c'est comme espérer qu'une pilule vous fasse mincir ou qu'un chevalier surgisse dans son armure étincelante pour vous combler de bonheur. Il n'y a rien que vous puissiez déclencher ou « allumer » pour vous faire sortir et parcourir ces premiers pas. Il n'y a que vous et votre mégère intérieure. Il faut prendre en main quelque chose en vous et vous forcer à y aller.

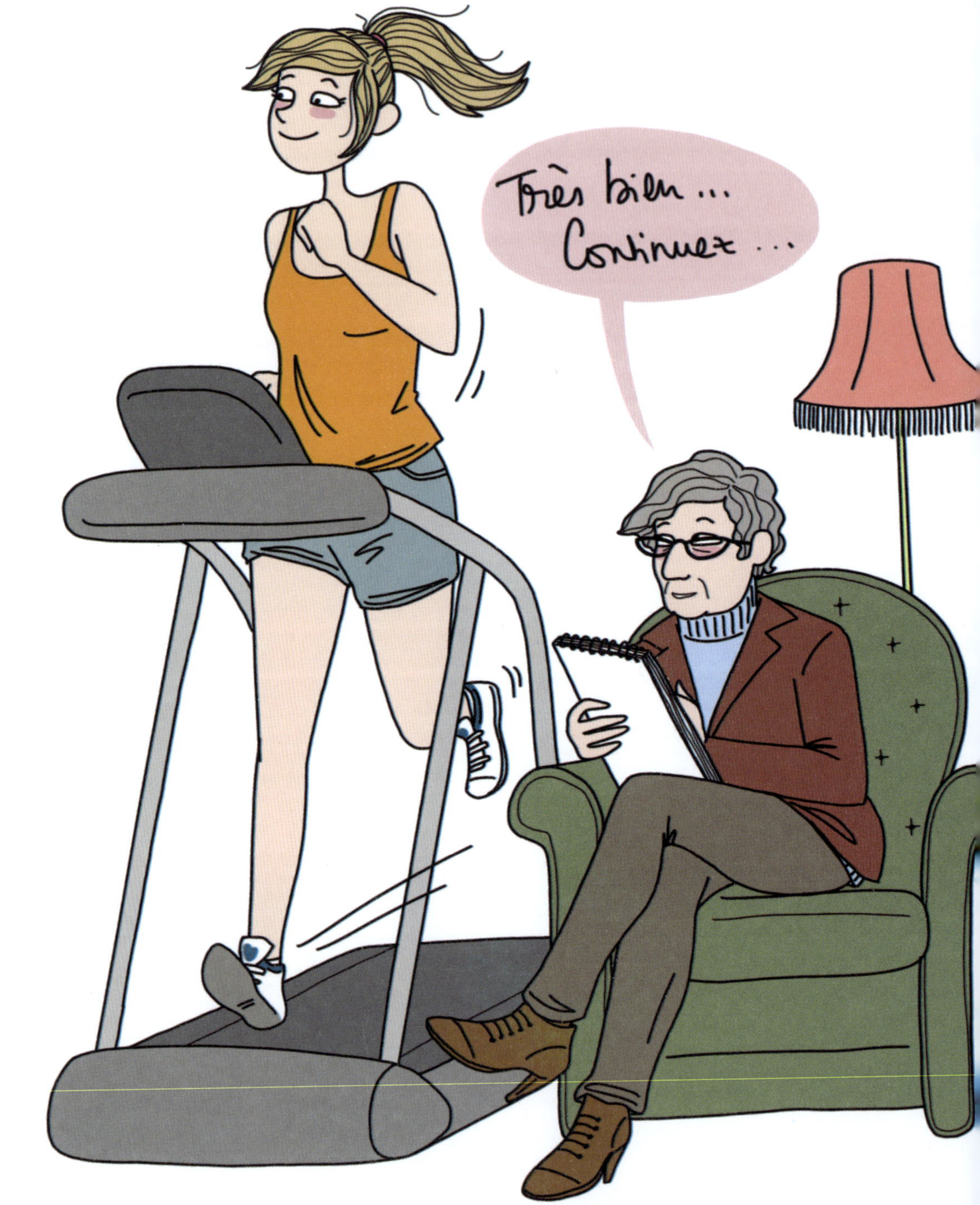
Très bien... Continuez...

12

Comment retrouver la pêche apres bébé... et pourquoi courir est mieux qu'une thérapie

Courir renforce votre détecteur interne de baratin...

Une fois que vous vous serez bougé les fesses et que vous aurez parcouru le circuit que vous ne pensiez jamais pouvoir terminer quand vous avez commencé, vous réaliserez que vous pouvez appliquer la même approche dynamique à toutes les autres choses qui vous résistent dans la vie. Pensez au temps que vous avez passé à lutter contre le sport et une alimentation équilibrée. Considérez tous les autres domaines avec lesquels vous faites peut-être de la résistance : changer de boulot, vous occuper de vos problèmes de couple, faire un grand rangement, par exemple. Grâce à la pratique de la course, vous allez devenir moins tolérante aux aberrations qui vous empêchent d'affronter les difficultés et vous passerez enfin à l'action. C'est probablement dû à un mélange de l'effet physiologique euphorisant et d'un changement d'attitude. Mais, quelle qu'en soit la raison, courir vous rendra moins tolérante à votre propre tendance à vous chercher de bonnes excuses, sans parler de celles des autres. Et c'est une très bonne chose.

Ma perte de motivation était entièrement liée à la grossesse et aux bébés ; je me suis donc dit que je devrais écrire un peu sur mon expérience des effets de la grossesse et de l'accouchement sur mon corps de coureuse et de la façon dont je m'y confronte. Parce que j'y suis toujours confrontée. Mais j'espère que certains des conseils que je vais vous donner seront applicables à d'autres coureuses qui se seront égarées pour d'autres raisons – peut-être une blessure grave ou une maladie. Même si la partie sur les fuites mammaires leur sera moins utile...

La règle numéro un est : n'allez pas courir trop vite après un accouchement – surtout si vous avez eu une césarienne. J'ai conscience que ça doit être une évidence, mais je suis d'avis que la règle du « pas de sport avant six semaines » doit être rallongée considérablement quand il s'agit de course. Ce conseil s'applique naturellement à *toute* opération chirurgicale importante. Non seulement vous devriez vous reposer dès que l'occasion s'en présente (comme avec un nouveau-né vous ne pourrez dormir qu'environ trois minutes au total par nuit), mais votre corps vient de subir l'équivalent d'un accident de voiture et a besoin de temps pour se réparer. Il a besoin de se reposer pour guérir : les os qui se sont déplacés et les muscles qui se sont assouplis et détendus, en préparation à l'accouchement, ont besoin de temps pour se remettre en place et retrouver leur tonicité.

J'avais sincèrement peur que tout se disloque – je me sentais trè s tendre et protectrice avec mon utérus et toutes mes parties basses. L'hormone appelée relaxine ramollit tous les muscles du plancher pelvien pour permettre à votre corps de supporter l'accouchement, et votre utérus doit bien sûr se dégonfler par la suite ; ce qu'on ressent dans cette zone est donc très bizarre voire complètement étranger, pendant cette période après la naissance. Ne sous-estimez pas la fragilité et la sensibilité que vous pouvez ressentir dans cette zone durant quelque temps. Si vous vous mettez à sautiller trop tôt (comme je l'ai fait), cela peut vous mettre hors-service pour de bon (comme ça a failli m'arriver).

Avant de commencer à courir, veillez à avoir fait beaucoup de marche – idéalement, en poussant votre poussette, ce qui est un très bon exercice en lui-même et vous permettra de vous remettre en forme doucement, en préparation à la reprise de la course. D'ailleurs, il n'y a pas que la forme physique que vous devez retrouver. Il y a aussi l'assurance. C'était un vrai problème pour moi après la naissance des jumeaux. Après un accouchement très compliqué, je me retrouvais avec l'impression que mon corps ne pouvait plus faire aucun sport – et certainement pas courir.

Les novices

Pour celles qui courent pour la première fois et qui sont aussi mamans pour la première fois, vous pouvez juste suivre l'étape 1 du programme présenté au chapitre 3, en prenant votre poussette pour définir le circuit de votre choix.

Mais NE COUREZ PAS AVEC LA POUSSETTE avant d'être une coureuse bien entraînée.

PAS VOUS, MÈRES DE MULTIPLES ! Il est dangereux de courir avec une poussette double, c'est tout sauf raisonnable, et il faut absolument que vous fassiez garder vos bébés pendant que vous courez. Ordre du coach Niaque !

Une fois que vous avez un programme de course bien rodé et que vous ressentez le besoin de repousser vos limites, n'hésitez pas à rejoindre la brigade des joggeuses à poussette et à faire d'une pierre deux coups : faire prendre l'air à votre bébé et vous offrir un excellent exercice sportif. Veillez à utiliser une poussette adaptée, c'est-à-dire conçue pour être poussée en courant.

Courir quand on allaite ne pose aucun problème (bien sûr, ne pas *courir en allaitant*), mais vous devrez faire doublement attention à votre hydratation et à votre nutrition. Pour résumer, mangez plus et buvez plus d'eau. Il est aussi crucial de porter le bon soutien-gorge et, bien entendu, des coussinets d'allaitement pour pallier les fuites.

Je recommanderais, en fait, d'attendre que votre bébé fasse ses nuits avant de vous mettre à courir. Peut-être ai-je moins la niaque que je le pensais, mais j'ai essayé de courir au bout de trois mois et j'étais tellement épuisée que je trouvais les nuits impossibles à gérer. Peut-être que, si j'avais continué, ça aurait été différent, mais cette course-là, trop tôt, m'a dégoûtée de recommencer pendant trois mois de plus.

Les habituées

Si vous couriez avant votre grossesse, vous devez vous attendre à vous sentir différente après l'accouchement ; donc n'espérez pas pouvoir reprendre à fond les ballons comme vous le faisiez avant de devenir maman. Enfin, pas tout de suite. Cependant, vous êtes la mieux placée pour connaître vos limites. Partez faire une petite séance de course lente et prenez votre température – métaphoriquement, je veux dire – une fois que votre médecin vous a donné le feu vert. Si vous êtes de la trempe de Paula Radcliffe, vous serez clairement capable de courir un marathon et de le gagner peu de temps après l'accouchement.

Avoir eu un bébé n'est pas une raison ni une excuse pour vous dire que vous n'en êtes plus capable. Vous l'êtes à n'en pas douter, et il se peut que vous connaissiez les moments les plus heureux et les plus sexy de votre vie après avoir eu un bébé. Non seulement ça, mais il se peut que vous retrouviez un corps en encore meilleure forme ! Et ne vous privez pas de mettre pleinement à profit cette impression que vous pouvez conquérir le monde, parce que vous avez survécu à l'accouchement en l'utilisant comme moteur à votre addiction à la course et à votre soif de vivre. Vous êtes capable de tout et vous transformerez ce désir en action grâce à une pratique assidue de la course. Soyez juste préparée à ressentir votre corps différemment à partir de maintenant.

La dépression postnatale

Pour l'amour du ciel, occupez-vous de vous-même et faites ce que vous dit votre vrai docteur… pas le coach Niaque ! Je ne pense pas avoir souffert de dépression postnatale, mais j'ai été vraiment mal pendant longtemps après la naissance des jumeaux. La privation de sommeil en était probablement la cause principale, mais je réalise maintenant que le manque d'exercice physique en était aussi un facteur majeur. Les jumeaux sont nés fin septembre, donc ces premiers mois ont été assez mornes, avec les tétées de nuit dans le noir et les réveils avant l'aube – atroce. Ma motivation et mon assurance étaient au plus bas. Mais la dépression POSTNATALE est un état grave qui nécessite de l'aide, un traitement et des médicaments. En dépit de ça, si on vous a diagnostiqué une dépression POSTNATALE (pas d'autodiagnostic, s'il vous plaît), n'hésitez pas à demander à votre médecin si vous pouvez vous lancer dans le programme en six étapes. Ma conviction est que ça peut être pleinement vécu comme une excellente thérapie.

Il se peut que vous ayez des carences en fer et en calcium après l'accouchement. Prenez des compléments alimentaires si nécessaire. Ce sera une chose de plus que vous faites pour prendre soin de vous-même et de votre corps, ce qui est une chose très positive.

→ *Comment vous faire ressortir de chez vous*

- ☐ J'enfile mon survêtement et mes baskets dans l'après-midi, pendant que les enfants font la sieste ; je suis donc mentalement préparée au fait qu'une fois qu'ils sont couchés, je sors courir.
- ☐ J'envoie un texto à Chouchou pendant l'après-midi pour lui dire que je veux sortir courir dès son retour à la maison et de me forcer à y aller si j'essaie de me défiler. Il est mon coach Niaque de renfort.
- ☐ Je prévois quelque chose de délicieux et de bien copieux pour le dîner comme récompense et je demande à Chouchou de m'aider à le préparer pendant que je suis dehors à courir et à fantasmer dessus !
- ☐ Je me mens à moi-même. Comme je l'ai dit plus haut, l'heure de course par petits créneaux de dix minutes ajoutés les uns aux autres est un truc excellent pour me motiver à sortir, puis tout au long du parcours.
- ☐ Pendant toute la journée où je veux aller courir et pendant la course elle-même, je me répète ce mantra, emprunté à une bonne amie qui m'a servi de cas d'étude pour ce livre : *Chaque fois qu'on court, on gagne. Même une mauvaise course est une victoire. Petite victoire après petite victoire. Jour après jour. QUAND TU COURS, MA GRANDE, TU GAGNES.* Ça me donne un frisson d'élan qui me parcourt l'échine et ça me propulse vers l'avant. Utilisez-le ou trouvez-en un vous-même : une petite phrase incisive qui vous donne la pêche et vous gonfle à bloc. « COURS, MA GROSSE, COURS » est toujours un bon mantra sur lequel vous rattraper.

Pensez à tous les bienfaits que vous tirez du simple fait de SORTIR DE CHEZ VOUS et de vous aérer le corps et l'esprit.

- ☐ Vous êtes libérée de toutes vos responsabilités. C'est temporaire (à moins que vous continuiez à courir... je ne vous conseille en aucun cas de faire ça, aussi tentant que ça puisse parfois paraître !), mais c'est une sensation merveilleuse de pouvoir être complètement seule avec vous-même pendant une heure.
- ☐ Vous vous redécouvrez vous-même en tant que femme plutôt que juste épouse et mère.
- ☐ Vous resculptez tous vos muscles et retrouvez la tonicité physique perdue depuis l'accouchement.
- ☐ Vous pouvez laisser libre cours à votre créativité de pensée.
- ☐ Vous y gagnez une impression de paix incroyable.
- ☐ Vous explorez la beauté de la nature et de votre quartier sans la poussette, jusque dans les moindres recoins où elle vous empêche d'aller.
- ☐ C'est un exercice cardiovasculaire et brûle-calories imbattable.
- ☐ Vous y gagnerez une nuit de sommeil incroyablement profond, au cours de laquelle vous ne serez pas réveillée par les tout petits bruits que font les bébés.
- ☐ Vous y gagnerez une assurance renouvelée et de la motivation en tant que mère.
- ☐ Vous aurez plus d'amour et de patience pour votre bébé et votre conjoint.
- ☐ Vous aurez plus d'énergie pour faire toutes vos corvées et vous prendrez plaisir à vous occuper de votre bébé.
- ☐ Votre désir sexuel sera boosté grâce au surplus d'énergie et d'appétit de vivre !
- ☐ Vous aurez la détermination de retourner courir et l'envie de continuer à vous améliorer dans tous les autres domaines.

Cette heure est du temps pour VOUS. Vous ne pourrez pas occuper cette heure à faire la mère ou l'épouse (ce que vous *ferez* en revanche si vous restez chez vous). Il ne s'agit que de vous pendant une heure – pour une fois ! Pour vos pensées. Pour votre corps. Pour votre esprit. Et ça marche. Ça marche vraiment. Vous reviendrez vivifiée et heureuse. Vous vous sentirez plus aimante envers votre conjoint et vous les verrez de nouveau, lui et votre bébé, comme le miracle qu'ils sont. Et vous recommencerez à prendre soin de vous-même – votre bien-être physique et mental si accaparé par votre bébé. C'est véritablement extraordinaire. Mais le coach Niaque reconnaît que ça demande aussi des efforts extraordinaires.

Courir pour votre vie

Courir peut vous aider à surmonter toutes sortes d'épreuves. Une très bonne amie à moi, dont je savais qu'elle s'était mise à la course ces dernières années, a écrit un témoignage très émouvant sur la façon dont la course l'a aidée à passer une période extrêmement difficile.

À : coach Niaque

De : une amie

Objet : mon histoire d'amour avec la course

Le secret que je gardais jalousement était que j'avais commencé à courir en guise d'échappatoire. C'était une échappatoire psychologique autant que physique : pas des demandes insistantes d'un bébé et d'un enfant en bas âge, comme tout le monde le supposait, pas particulièrement pour échapper aux effets sur mon corps de deux grossesses et d'une alimentation trop copieuse, mais une échappatoire au poids écrasant d'un mariage qui battait de l'aile.

Toujours consciente de ma corpulence (souvent qualifiée de « robuste »), j'étais en lutte constante pour ma ligne et, dans cette bataille-là, je gagnais rarement. Un moment de lucidité m'a frappée lorsque, avec les enfants dans la charrette à vélo, j'ai failli ne pas arriver au bout d'une montée d'environ 500 m qui ne mériterait même pas le mot « colline ». En même temps, mon mariage revenait sur le devant de la scène après les distractions induites par deux bébés, un déménagement et un nouveau travail. Donc, une partie du plan pour « sauver » mon mariage était de remédier à mon problème de kilos, et j'espérais que ça, avec tout un ensemble d'autres stratégies, pourrait, avec un peu de chance, changer le comportement de mon mari.

Je me suis donc mise à courir, seulement parce que c'était l'exercice le plus intensif que je pouvais faire en prenant le moins de temps possible sur celui que je consacrais à la maison et aux enfants. Le plus petit parcours faisait 2,5 km, et j'avais systématiquement un point de côté dans le premier kilomètre. Puis le point de côté est venu de plus en plus tard, puis il a disparu. Puis j'ai pris une route plus longue – 5 km avec une montée –, puis mon circuit de base est passé à 10 km, et ça a augmenté comme ça petit à petit.

À un moment, mon mari m'a dit que c'était comme si je le trompais. Mais je ne le trompais qu'avec la course à pied. La preuve ? Il m'a lancé un regard glacial, a fouillé sous le lit et a brandi la fameuse preuve. Le magazine *Running World*.

Le moment critique est arrivé lorsque j'ai commencé un semi-marathon hebdomadaire. Deux heures, me suis-je entendu dire, ce n'était pas acceptable. Alors que neuf heures de cricket n'étaient, apparemment, pas un problème.

Pensant que je pourrais changer la situation, à contrecœur je me suis mise à moins courir et j'ai déployé tout plein d'autres stratégies pour sauver mon mariage. Mais le désir de courir, de m'échapper, était toujours là. Comme prédit, les choses n'ont fait qu'empirer. Courir est devenu mon Prozac naturel, et je me suis mise à dépendre complètement de ses effets échappatoires et de ses bienfaits psychologiques et physiologiques.

Celui qui est aujourd'hui mon ex-mari a fini par partir, j'ai progressivement retrouvé le sentiment d'être moi-même – un sentiment trop déprécié dans mon ancienne vie, et que je chéris encore aujourd'hui d'avoir retrouvé. C'est un sentiment qui rappelle l'euphorie de la course : celui d'être libre, sans entrave, et de pouvoir continuer à courir sans jamais s'arrêter.

J'ai récemment revu cette amie. Elle est encore au milieu d'un divorce assez pénible, mais tient brillamment le coup, et la course à pied lui sert à garder un équilibre.

Comment courir peut soigner un cœur brisé

Rien ne soigne mieux une peine de cœur qu'une bonne séance de course. J'ai évacué mon chagrin en courant après m'être fait larguer une veille de Noël et j'en suis ressortie au printemps en pleine forme physiquement et moralement. Une séance de course vous remonte inévitablement le moral et vous permet de vous remettre les idées au clair (à cause des hormones du bonheur). De la même manière, en courant vous prenez soin de votre corps d'une façon qu'une peine de cœur vous empêcherait autrement de faire. Plutôt que de rester à ne rien manger, à tourner en rond et à boire en vous abîmant la santé, en courant vous chouchoutez votre corps et votre cœur brisé. En restant en forme et en entretenant votre silhouette, vous retrouvez l'assurance et la pêche qui vous manquent tant. La meilleure amie de ma sœur, Polly, m'a récemment raconté que courir lui avait permis de soigner son cœur brisé – du moins, presque.

À : coach Niaque

De : Polly

Objet : un pied devant l'autre

Je n'arrive pas à dormir, je n'ai pas faim, je n'arrive pas à fixer mon esprit sur quoi que ce soit pendant plus de quelques minutes, tout mon corps me fait mal et j'ai mal au cœur. Puis je cours. La course à pied est le meilleur antidote aux peines de cœur que j'aie jamais connu.

Quand je cours, j'arrive à concentrer mon esprit de la façon la plus rationnelle ; je ne cogite pas inutilement parce que je me concentre sur le fait de mettre un pied devant l'autre, j'arrive à maîtriser les sentiments envers lui et la panique s'estompe. De la même manière, j'arrive à évacuer de mon esprit toutes les pensées qui me raccrochent à lui, à me vider la tête et à ne penser à rien d'autre qu'au bruit de ma respiration, de mes pas, et des bribes de conversation des inconnus que je croise.

Courir est la façon la plus pure que j'aie trouvée de faire face à cette peine qui me semblait infinie. La douleur ne s'efface pas complètement, mais elle est beaucoup plus supportable et je suis, au moins, affamée et physiquement épuisée plutôt que tout engourdie quand je cours tous les jours. Je me sens tellement vivante quand j'ai fait mes quelques kilomètres, et j'ai hâte d'être au jour suivant où je pourrai avoir une nouvelle dose d'adrénaline – c'est l'addiction la plus saine que j'aie jamais eue. J'espère que, s'il m'arrive un jour, de recroiser mon ex, je serai plus belle que jamais.

C'est le cas : elle est plus belle que jamais.

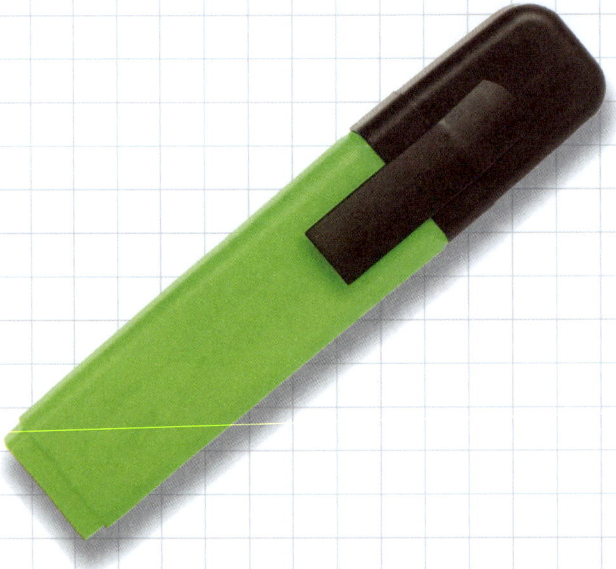

Et vous, avez-vous déjà vécu des moments où aller courir vous a totalement changé les idées dans une période pénible ?

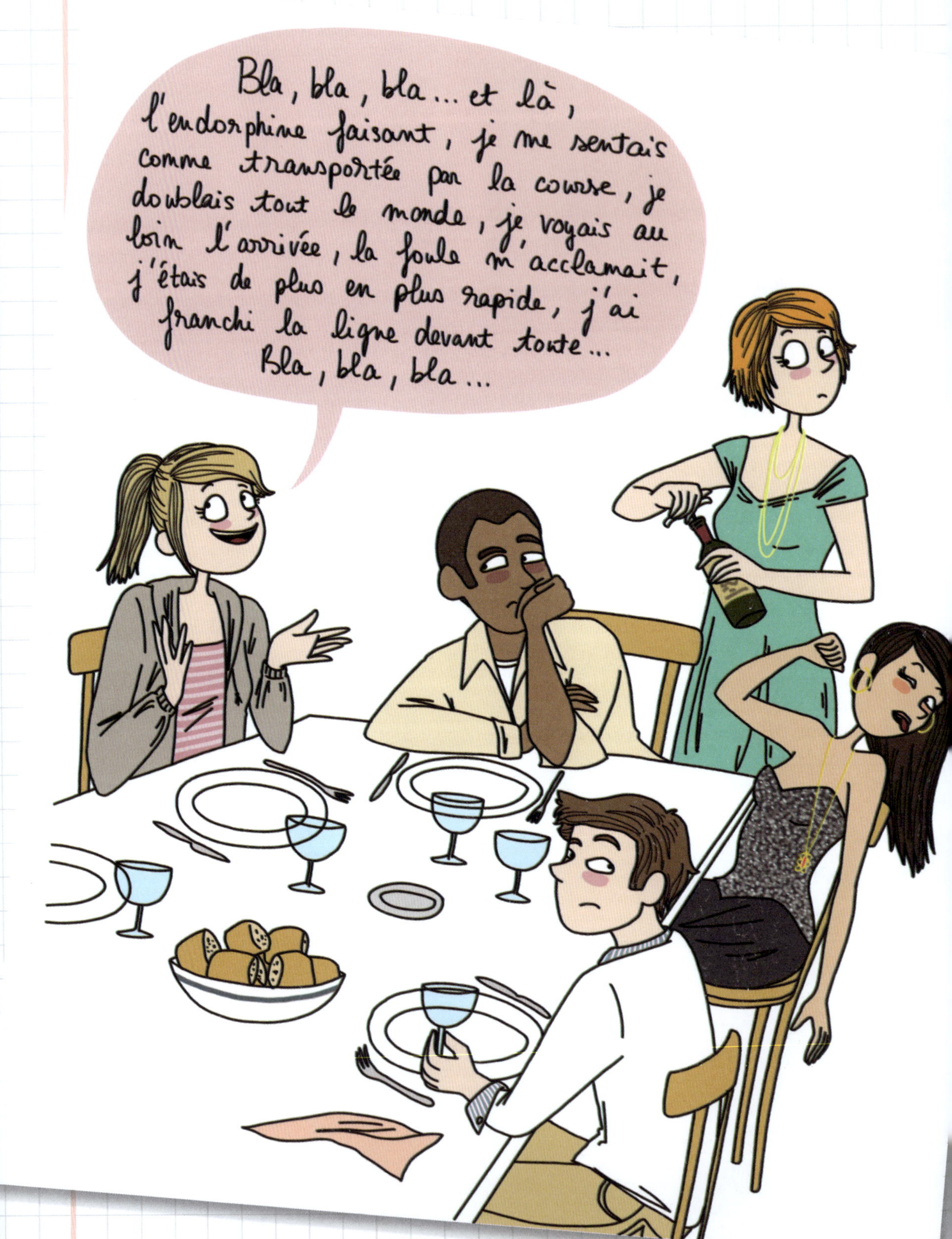
Bla, bla, bla... et là, l'endorphine faisant, je me sentais comme transportée par la course, je doublais tout le monde, je voyais au loin l'arrivée, la foule m'acclamait, j'étais de plus en plus rapide, j'ai franchi la ligne devant toute... Bla, bla, bla...

13

Quand l'addiction s'installe

Courir vous apprend à apprécier votre propre compagnie...

C'est une chose que mon mari m'a fait remarquer récemment : il avait commencé à savourer ces moments seul (des moments où le coach Niaque lui fiche enfin la paix ?). Certaines d'entre vous apprécient peut-être déjà les tête-à-tête avec elles-mêmes – personnellement, j'adore –, auquel cas il n'y a rien de mieux que de satisfaire cet aspect de votre personnalité, quand l'envie s'en fait sentir, en allant courir. Cela peut être particulièrement appréciable lorsque vous êtes un peu trop entourée et que vous avez besoin de vous échapper. Personne ne va vous critiquer d'aller courir (sauf si vous en profitez pour aller boire un coup au pub sans inviter personne). Je pense par exemple aux fêtes de Noël à la maison, entouré de famille et d'amis, quand vous n'en pouvez plus de les avoir dans les pattes. Allez courir : non seulement cette heure-là sera un pur délice, mais elle vous donnera de la force et de la patience pour le reste du temps passé chez vous. Mieux encore : il se peut même que vous soyez détendue et que vous y preniez du plaisir.

Partagez votre passion, mais pas trop

Pour l'amour du ciel, ne parlez pas de course à pied tout le temps. Je sais que c'est ce que je fais en ce moment même, mais je suis en train d'écrire un livre pour vous aider. En revanche, vous ne me surprendrez pas à en parler dans un dîner. Tout ce qui concerne la nourriture et le sport est un sujet de discussion qui vole bien bas. Il est beaucoup plus intéressant et inspirant d'ÊTRE tout simplement la personne géniale que vous êtes devenue en courant : satisfaite, paisible, dynamique et rafraîchissante. Vous pouvez essayer d'encourager et de motiver

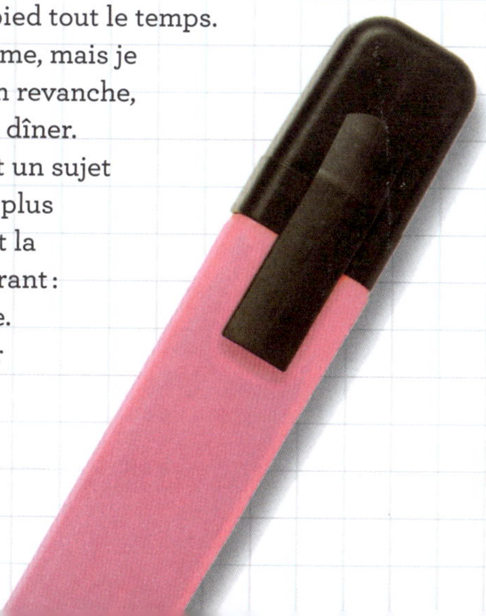

les autres, mais pas en donnant des leçons. Achetez plutôt ce livre à vos amis et faites passer le message comme ça. Attendez que quelqu'un remarque que vous avez l'air en bien meilleure forme – plus mince, plus heureuse – et seulement là, évoquez tranquillement ce que vous faites :

« Merci. En fait, je me suis mise à la course à pied.

– Ouah, mais comment t'es-tu lancée ?

– Eh bien, ça a été étonnamment facile. J'ai lu un bouquin génial et ça m'a juste donné envie. »

Et restez-en là. Ne la ramenez pas en permanence avec le sujet. Attendez d'abord qu'ils demandent de l'aide. Il y a trois exceptions évidentes à cette règle. Il est tout à fait opportun de vous étendre sur le sujet au cours d'une longue conversation en tête-à-tête avec votre meilleur(e) ami(e). La seconde exception concerne les moments avant, pendant et après une course avec des camarades. La troisième est le cas où vous vous retrouvez dans un dîner avec uniquement des fanatiques de course à pied. Là, vous pouvez y aller. Lâchez la bête. Qui sait où ça peut vous mener…

Si, comme moi, vous êtes une amatrice de course qui vit avec un authentique flemmard, la tentation d'évangéliser sur les bienfaits de la course à pied peut être un vrai boulet. Je me suis, à n'en pas douter, beaucoup trop épanchée sur mon enthousiasme pour la course quand j'ai rencontré Olly et il saturait complètement. Mais j'ai fini par réaliser qu'une subtile démonstration de ces bienfaits était bien plus efficace que de lui faire la leçon et il se transforme aujourd'hui, comme nous l'avons vu, en une machine à courir mince et redoutable. Partager sa passion avec brio, au bon moment, n'est rien de moins qu'une forme d'art, qui demande beaucoup d'habileté et d'ingéniosité. Si vous ne vous y prenez pas comme il faut, vous perdrez votre auditoire. Mais si vous y parvenez, vous pouvez changer des vies. Les conseils qui suivent sont ce que je recommande si vous aussi partagez votre vie avec un phobique du sport de longue date.

- Abstenez-vous de la ramener en permanence sur les bienfaits de la course. Ça ne fera rien pour convertir un profane. Olly trouvait ça très bizarre, à la limite de l'occulte et ennuyeux à mourir d'entendre quelque conversation que ce soit sur la course et me l'a bien vite fait savoir très clairement au début de notre relation.

• N'hésitez pas à exploiter les occasions de vous retrouver nue à côté de lui devant le miroir (souvenez-vous que l'illusion de la minceur est doublement vraie quand vous êtes dans le déni et que vous avez des kilos en trop). Résistez à l'envie de faire des commentaires ou de laisser échapper votre consternation, mais ne vous privez pas de vous tenir d'une manière qui accentue le plus possible les différences entre vous.

• Continuez à courir et à subrepticement *démontrer*, et non prôner, de toutes les façons que vous le pouvez, les innombrables bienfaits ressentis après une course. Par exemple : une meilleure humeur, un sommeil de plomb, un appétit d'ogre, une libido insatiable.

• Saisissez chaque occasion de boire des litres d'eau devant lui tout en faisant semblant d'y prendre plaisir et en émettant des bruits d'appréciation appropriés.

• Montrez le bon exemple sur le terrain de la nourriture. Faites toujours des choix de plats équilibrés en sa compagnie et mangez à belles dents. Ça ne pourra faire que l'agacer et le rendre perplexe de voir que vous semblez manger autant, sinon plus que lui, et que, pourtant, vous gardez un corps super-tonique. Expliquez gentiment que vous allez courir tous les jours, ce qui vous fait brûler énormément de calories, et que c'est pour ça que vous pouvez manger autant et que c'est génial, non ?

• N'oubliez pas sa fierté de mâle. Gardez à l'esprit que c'est un homme. Ne soulignez pas à outrance votre infinie supériorité au point de l'humilier totalement – ça ne pourrait avoir pour effet que de le dégoûter à tout jamais (d'aller courir et de vous).

• Encouragez-le *lorsqu'il le mérite* et faites-lui tous les compliments sincères qu'il vous inspire. Quand il vous dit à quel point vous avez un corps magnifique, ferme, tonique, mince, ne lui répondez pas en lui disant la même chose pour lui. Ce n'est pas vrai. Dites plutôt : « Tu le pourrais aussi, mon chéri, c'est juste parce que je cours, c'est ça qui me permet de rester si en forme. »

• Montrez le meilleur exemple possible en vous tenant à votre programme de course et en affichant votre autodiscipline dans les autres domaines de votre vie. Lorsqu'on vous interroge, reconnaissez toujours que c'est grâce à la course à pied. Très vite, et avec un peu de chance, votre moitié sera si inspirée par vous qu'elle se joindra au club. Et si ce n'est pas par l'inspiration, alors ce sera peut-être l'esprit de compétition qui jouera, parce que personne n'aime que son conjoint lui fasse de l'ombre. À un moment donné, il voudra lui aussi en être.

Le coach Niaque vous encourage vivement à aller toujours plus loin, à sortir de votre zone de confort et à devenir une meilleure version de vous-même. Certaines d'entre vous deviendront obsédées par la course et le coach Niaque ne voit que des avantages à ce que vous mettiez ce zèle à profit.

Repousser ses limites

Toutes celles d'entre vous qui ont suivi le programme en six étapes et sont capables de courir quarante-cinq minutes sans s'arrêter, au moins trois fois par semaine, sont plus que prêtes à participer à une course sur 5 km. FAITES-LE. La compétition est une expérience géniale et tellement motivante. Il y a forcément des courses sur 5 km près de chez vous auxquelles vous pouvez vous inscrire (voir l'annexe 3 ou demandez à votre vendeur d'équipement sportif). C'est le bon moment pour enrôler un(e) camarade, peut-être une personne dont vous savez qu'elle court mais qui ne sait pas encore que vous aussi ? Invitez-le(la) à participer à une course sur 5 km avec vous.
Continuez à pratiquer régulièrement comme vous le faites, c'est le seul entraînement dont vous ayez besoin. À moins, bien sûr, que vous envisagiez de gagner la course, auquel cas je vous invite à suivre le programme d'entraînement qui suit pour courir comme une flèche le jour de la compétition !

Allonger les distances

Maintenant que vous êtes beaucoup plus en forme et capable de parcourir votre circuit facilement (et, point crucial, en moins de temps qu'avant), vous pouvez rajouter quelques kilomètres. Vous devriez être capable de passer de 5-6 km à 7-8 km sans trop d'effort et d'apprécier le surplus d'adrénaline que vous procurera votre séance habituelle.

Introduire une course plus longue le week-end est un excellent moyen d'augmenter son niveau d'entraînement et son endurance. Un parcours de 13 km satisfera vraiment votre soif de courir et vous fera accéder à un tout autre niveau de satisfaction.

Si vous avez désespérément envie de changer d'un parcours trop morne, il n'y a aucun mal à repérer un espace vert pas trop loin de chez vous et à prendre votre voiture ou un bus pour pouvoir vous offrir le plaisir d'un cadre plus pittoresque. C'est aussi une bonne excuse pour rallonger les distances. Repérez votre parcours à l'avance : cela vous aidera à trouver un circuit plus long et, avec un peu de chance, la beauté du paysage vous distraira de la tension dans vos mollets.

Augmenter la vitesse

Une autre bonne façon de repousser vos limites est d'augmenter votre vitesse. Cela peut se faire de deux façons : en augmentant votre vitesse générale afin de parcourir votre circuit en moins de temps, ou avec un entraînement par intervalles. Ce qui n'a rien de très compliqué non plus.

L'entraînement à la vitesse est essentiel pour améliorer son temps de parcours, et c'est également un excellent brûle-graisses. Si vous allez voir des sites Internet sur la course à pied et que vous lisez des « vrais » livres sur le sujet, vous verrez que ça s'appelle soit « entraînement fractionné », soit « fartlek » (pas de panique, ça veut dire « entraînement à la vitesse » en suédois), soit « entraînement par intervalles ». Pour résumer, ça consiste à courir vite par intervalles, puis plus lentement pour récupérer. Ça peut devenir incroyablement compliqué si vous essayez de l'appliquer sur des distances bien précises, disons 400 m de sprint pour 400 m de course lente, etc., à moins que vous couriez sur un circuit de course balisé. Dans ce cas, c'est parfait : les intervalles de 400 m sont l'idéal, un rapide puis un lent.

Si, cependant, vous voulez juste incorporer un peu de vitesse à votre circuit déjà bien établi (ce que je vous recommande comme étant l'option la moins prise de tête), alors essayez d'utiliser la connaissance que vous avez de votre parcours pour l'allonger et augmenter votre vitesse. Dites-vous : « Bien, je vais essayer de sprinter jusqu'à cet arbre, puis de courir lentement jusqu'à ce banc. » Courez vite, puis courez doucement, puis courez encore plus vite, puis récupérez. Le but est que le temps de récupération se raccourcisse à mesure que vous êtes de mieux en mieux entraînée.

L'entraînement en côte

Pas pour les petites natures ! L'entraînement en côte est une excellente manière de tester votre résistance et votre endurance, de vous procurer une sensation incroyable d'accomplissement, et peut-être même de vous offrir une vue imprenable une fois arrivée dans les hauteurs. C'est l'entraînement chouchou du coach Niaque.

Ruth

En France, quand j'étais enceinte jusqu'au cou et que je passais toutes mes frustrations sur mon pauvre mari, j'ai insisté pour qu'il fasse un peu de vitesse pour augmenter son niveau d'entraînement une fois qu'il n'avait plus aucun mal à faire son parcours de course. Il y avait un terrain de football dans notre village et j'y ai emmené Olly pour qu'il s'entraîne par intervalles. C'était des super-moments. Pour moi. Je me tenais au milieu du terrain, en essayant de ne pas tomber à la renverse et je criais : « PLUS VITE ! STOP ! MOINS VITE ! » PLUS VITE. STOP. MOINS VITE. Je devais avoir l'air d'une folle sur le point d'accoucher d'une baleine... sans doute en train de mimer l'accouchement d'une baleine. Les habitants du village s'arrêtaient pour regarder et beaucoup riaient, mais Olly s'en sortait comme un chef. Il était désormais bien entraîné et très musclé, et j'étais fière d'être sa femme.

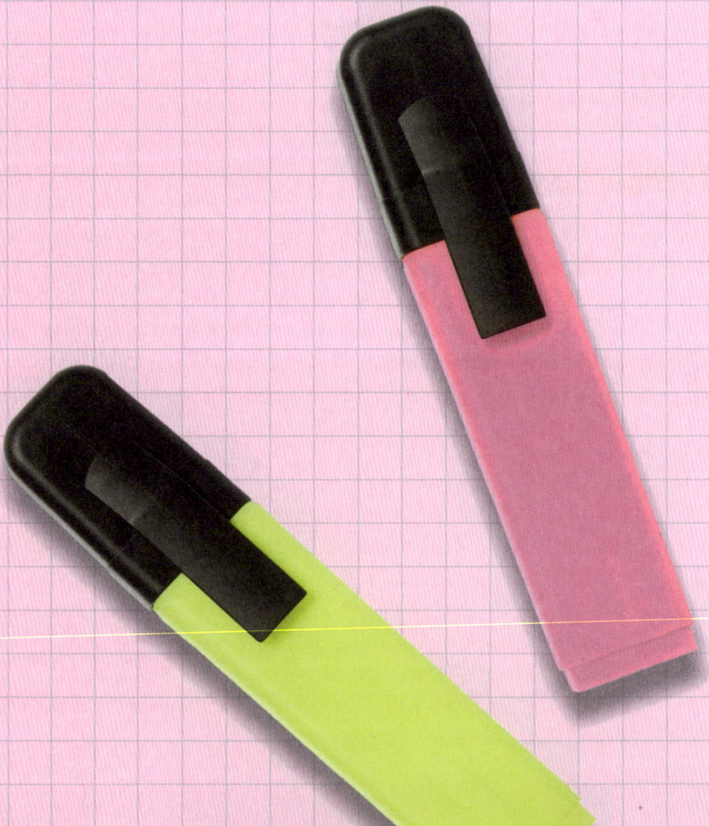

La course hors-piste

Allez dans un endroit complètement différent. Planifiez une nouvelle course à l'avance. Faites plus de cross-country. Il n'y a rien d'autre à suivre que votre instinct animal pour augmenter votre entraînement et relever de nouveaux défis. Allez-y. Mais ne devenez pas complaisante. La baisse de motivation peut toujours frapper. Elle frappera IMMANQUABLEMENT. Parfois, plus on est monté haut, plus on redégringole. Alors ne tenez jamais rien pour acquis. Gardez à l'esprit comme il est important d'être assidue dans votre pratique de la course au quotidien. Vous pouvez très bien vous permettre un petit coup de folie une fois de temps en temps, ou quand vous êtes en visite dans un endroit que vous ne connaissez pas, mais essayez de garder votre parcours établi pour vos séances de course habituelles.

À : coach Niaque

De : Olly

Objet : le hors-piste

Une fois que j'ai maîtrisé mon parcours d'origine, ça m'a donné l'assurance de commencer à aller tester différentes routes et explorer vraiment la campagne autour du village. Je m'engageais sur toutes les routes et chemins que je trouvais, juste pour voir où ça me mènerait. En chemin, je jetais un coup d'œil dans les maisons des gens, en laissant mon imagination aller sans retenue sur leurs occupations et leurs relations, et, en fin de compte, j'avais bien fureté.

J'ai trouvé un super-parcours qui me faisait longer un château majestueux et monter dans des bois vers des ruines, à la lisière de la ville, et un autre qui me faisait passer à côté d'une Renault abandonnée dans un fourré, d'un champ plein de chevaux et d'une chapelle réhabilitée. J'avais un tel désir soudain de repousser mes limites que j'ai même demandé à Ruth de m'accompagner au terrain de football du village pour me faire faire de l'entraînement fractionné. En d'autres termes, elle se tenait au milieu de la pelouse pendant que je courais sur le bord, et de temps à autre me criait : « PLUS VITE ! » Et c'est moi qui le lui avais demandé. J'y prenais même plaisir. Même si, comme je le soupçonne, pas autant que Ruth.

Des conseils béton

La raison pour laquelle courir sur du béton *semble* beaucoup plus facile est tout simplement que c'est, effectivement, beaucoup plus facile. Vous rebondissez directement dessus dès que votre pied touche presque le sol. Pour les novices, cela peut être séduisant, mais que pour de mauvaises raisons. Vous pourrez courir plus longtemps et vous fatiguerez moins vite, c'est pourquoi il est très important de ne pas se laisser emballer par les surfaces dures quand on commence à courir, et de plutôt débuter directement sur des surfaces plus meubles. Le mieux, c'est l'herbe. Les chemins de terre arrivent juste derrière. Oui, c'est difficile. Oui, ça demande plus d'effort. Mais l'effort est le nouveau noir, vous vous souvenez ? (Répétez-vous ça à vous-même quand vous vous enliserez dans la boue). Un jour, vous serez peut-être capable de courir pieds nus dans le sable. Eh bien ÇA, c'est un truc de vrai masochiste. Ça vous donne des courbatures dans les mollets et les fesses comme jamais vous n'en aviez connu.

À : coach Niaque

De : père Henry Wansbrough

Objet : la course extrême

À une époque, j'étais coach de rugby et d'athlétisme au monastère rattaché à l'école où j'enseignais, et après les épreuves d'athlétisme, l'été, nous courions souvent jusqu'au lac qui borde le terrain de l'école pour décompresser et aller nous baigner. Les autres jours, j'allais souvent courir tout seul, c'est donc devenu une habitude. C'est un moment où je réfléchis beaucoup, où je pense aux cours que j'ai à préparer. C'est un coin de nature magnifique avec de très beaux paysages et je trouve la solitude et la tranquillité très apaisantes.

Il y a des bois pas loin, avec des centaines de sentiers différents : j'arrive toujours à m'y perdre, alors que je vais y courir depuis plus de cinquante ans.

Ça ajoute un élément de frisson. Quand je vais donner des conférences ou des cours dans d'autres monastères, c'est très relaxant de sortir m'isoler et de partir explorer la campagne. Au bout de quelques jours, je m'aperçois que je la connais souvent mieux que les gens du coin, même si je ne fais qu'entre 8 et

13km. Là encore, il y a une certaine dose d'aventure. Au Kenya, j'ai failli me faire attaquer par un buffle. Au Zimbabwe, j'ai couru sur les rives du Zambèze, puis je m'y suis baigné pour me rafraîchir, sans me rendre compte qu'il est plein de crocodiles. Aux États-Unis, je suis allé courir un matin sur une large route déserte, puis, à mesure que la circulation s'intensifiait, je me suis aperçu que c'était une autoroute reliant plusieurs États.

Je pense que ce qui me donne avant tout envie de repartir à chaque fois est le besoin de solitude et simplement le plaisir d'être les pieds dans l'herbe, entouré de fleurs sauvages et d'arbres. On dit qu'il y a aussi des pumas dans ces bois…

Le père Wansbrough, que mes frères ont eu comme professeur, a aujourd'hui quatre-vingts ans et court toujours.

Le coach Niaque veut que vous gagniez. Ce qu'il y a de génial dans la course à pied, c'est que rien qu'en sortant courir, à chaque fois que vous mettez un pied devant l'autre, vous gagnez. Et s'inscrire à une course est une grande victoire. Le fait de s'engager à y participer et de s'entraîner est une grande victoire en soi. Et là, c'est à vous de définir ce qu'est une victoire. Fixez-vous un temps de parcours, essayez de battre un(e) ami(e), essayez de dépasser la personne qui est juste devant vous à la fin. Le nombre de personnes que vous doublez. Ce genre de choses. Ce sont toutes des victoires. *À chaque fois que vous mettez un pied devant l'autre, vous gagnez : c'est ce qu'il y a de beau dans le fait de courir.*

Ruth

Quand j'ai dit à ma mère que j'allais courir le marathon de Londres, ça l'a un peu mise dans tous ses états, ce que je trouvais bizarre. Elle ne voulait pas venir à Londres pour me voir courir ; elle disait qu'elle était trop nerveuse, et ce n'est que la veille au soir du marathon que j'ai compris pourquoi. Elle m'a appelée et m'a lancé :

« Ma chérie, promets-moi quelque chose ?

– Quoi, maman ?

– De ne pas essayer de gagner. »

Incroyable. Ma mère avait des visions de moi en tête de course essayant de dépasser Paula Radcliffe. J'aurais bien aimé. J'étais médusée et très flattée. J'ai un tel esprit de compétition que ma mère n'arrivait pas à envisager que je puisse participer à une course sans essayer de la gagner. Elle s'est ensuite amèrement plainte de ne pas m'avoir vue à la télévision… elle avait clairement regardé aux mauvais endroits, c'est-à-dire quelques places derrière Paula.

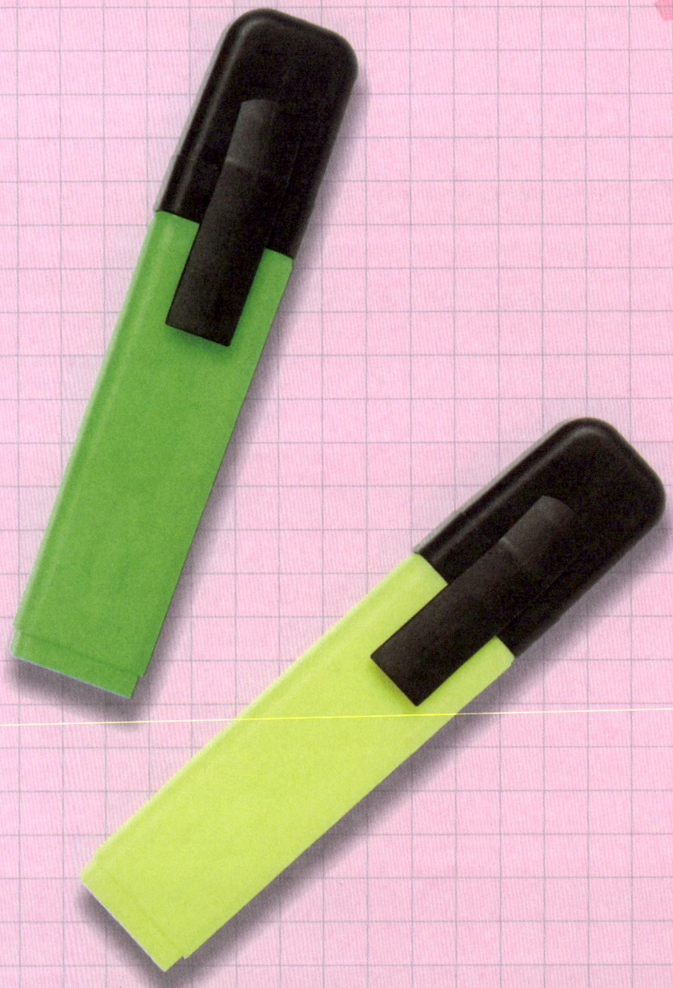

* Quelques options bonus pour encore plus de niaque *

Le coach Niaque ne veut pas que vous vous égariez à faire d'autres types de sport dans les premiers temps de votre programme de course (à cause de l'inévitable perte de temps que ça implique), mais une fois que vous maîtrisez la course et que vous essayez d'aller plus loin, et si vous avez suffisamment de courage, alors faire des abdos, des pompes et des tractions à la fin de votre parcours est fantastique. Oui, allongez-vous sur un coin de pelouse et mettez-vous-y. Cela contribuera à renforcer vos muscles en profondeur, ce qui, à terme, vous permettra de mieux courir encore. Vous aurez ainsi un corps ultra-tonique et des muscles en béton.

Boire et manger

Si vous faites plus de sport, mangez plus (si vous en avez envie). Vous pouvez, parce que vous allez l'éliminer. Buvez plus d'eau. Et emmenez de l'eau pour vos longues courses. Les boissons isotoniques ne sont pas nécessaires pour s'entraîner à ce niveau et ne feront qu'ajouter une énorme quantité de calories inutiles à votre apport quotidien ; des calories qu'il vaudrait bien mieux prendre par un repas copieux et quelques verres pour fêter ça après la course. Mais, juste après la course, BUVEZ PLUS D'EAU.

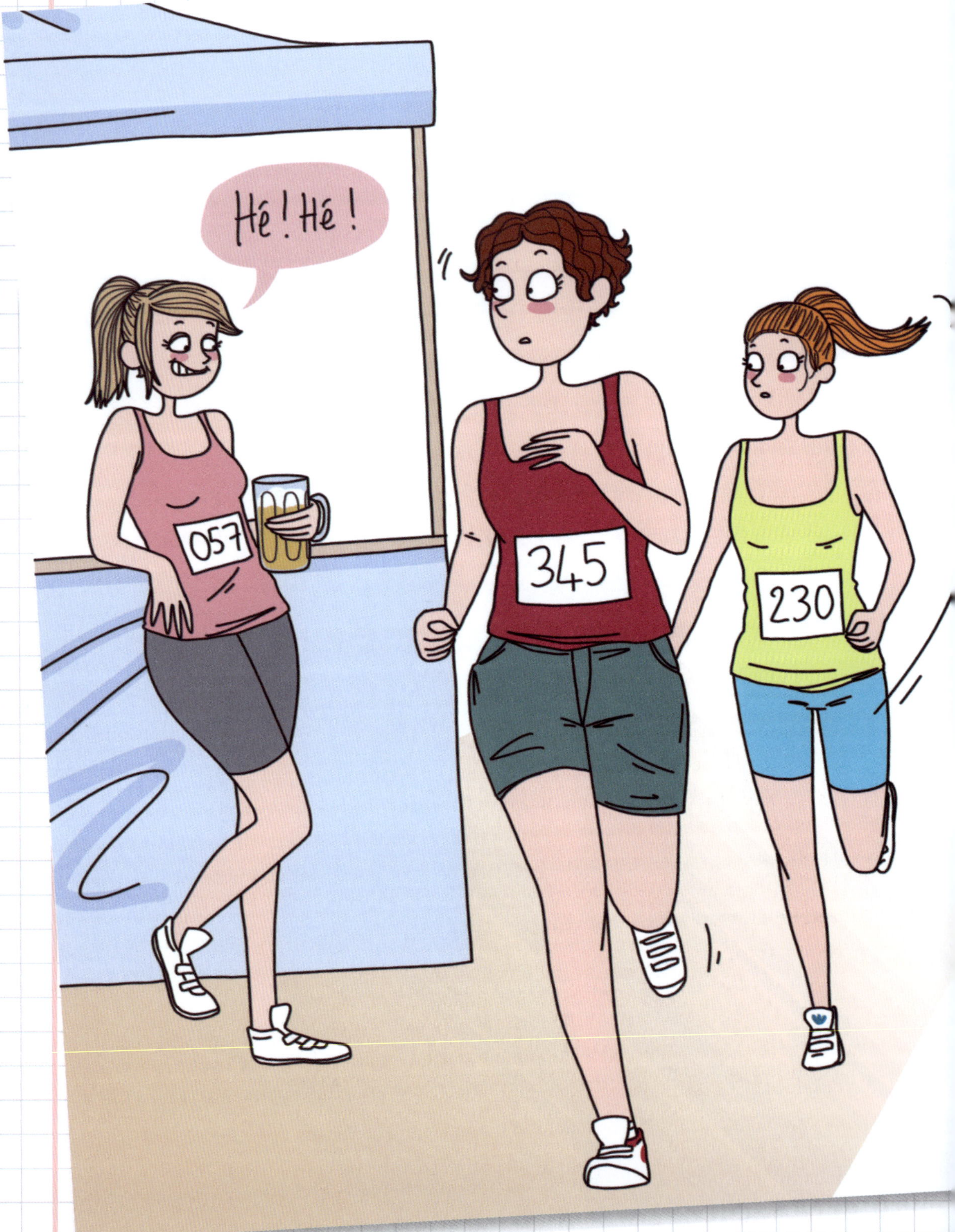
Hé ! Hé !
057
345
230

14

Le programme d'entrainement au 10 km du coach Niaque

Courir booste votre assurance...

C'est un effet positif que je n'avais certainement pas anticipé quand je me suis mise à la course, mais il est très réel. Et il ne vient pas juste du fait d'avoir un corps plus tonique, ce qui donne plus envie de se montrer. Vous commencerez à vous sentir plus sûre de vous dans d'autres domaines de votre vie – au travail ou dans votre vie amoureuse, par exemple.

* La recommandation du coach *

Utilisez votre semaine de travail comme trame de base pour vous entraîner au 10 km, en vous entraînant sérieusement les jours de semaine, avec une exception très importante : ne faites pas du lundi le jour le plus intensif. (Un lundi d'enfer n'est pas une bonne façon de commencer une semaine, le coach Niaque commence toujours sa semaine en douceur le lundi.) Prenez le vendredi comme jour de repos, le samedi pour votre course longue et le dimanche pour votre course tranquille, comme ça vous aurez quand même un peu l'impression d'avoir eu un week-end. Mais ne voyez pas ça comme des principes à suivre à la lettre, n'oubliez pas de suivre votre sens de l'initiative et d'adapter votre programme à vos besoins propres. Assurez-vous simplement de prendre un jour de repos, mais n'en faites pas trop – de repos, je veux dire. Restez toujours en phase avec votre corps : écoutez-le attentivement et continuez à courir sur de l'herbe et des chemins de terre autant que vous le pouvez.

À vrai dire, l'assurance est un des bienfaits les plus appréciables et des effets secondaires les plus surprenants de la course. Après tout, une bonne estime de soi et une assurance sont les fondements du bonheur et de la réussite (ils vous permettent aussi de mieux vous entendre avec votre mégère intérieure). Avec de l'assurance, votre vie s'ouvre et les possibilités sont infinies. Je sais que ça a l'air très niais, dit comme ça. Mais c'est vrai.

Ce n'est pas une catastrophe si vous ratez une séance ou si vous intervertissez deux séances, ou si vous modifiez votre jour de repos – la clé du succès pour le 10 km est de s'entraîner par intervalles, pour améliorer sa résistance et sa vitesse, et de faire une course plus longue par semaine pour augmenter la distance. Essayez si possible d'incorporer des montées à votre longue course du week-end, car c'est un excellent moyen d'augmenter sa capacité d'endurance.

À moins que vous soyez une superwoman, 10 km est une distance plus longue que celle que vous avez parcourue jusqu'ici au cours de votre séance de course trihebdomadaire de quarante-cinq minutes. Vous pourriez les courir sans vous entraîner si vous continuiez juste à courir comme vous le faites, mais, pour vraiment en profiter et repousser vos limites, je vous recommande de renforcer votre entraînement. Vous trouverez ci-dessous les grandes lignes de ce que j'ai fait pour m'entraîner à une course sur 10 km il y a quelques années.

→ *Semaine 1*

LUNDI

Si possible, faites aujourd'hui un autre type d'exercice que de courir : un peu de cross-training, de natation ou de sport en chambre serait parfait. Si c'est impossible, parce que vous avez brûlé votre carte d'abonnement au club de gym (ce pour quoi le coach Niaque vous applaudit !), ou si vous n'avez pas de partenaire consentant, ne vous inquiétez pas. Il n'est absolument pas crucial de faire d'autres types d'exercice physique pour réussir une course sur 10 km. Allez faire une séance de course très courte ou une longue marche et/ou un bon moment de repos. Les lundis doivent rester des jours tranquilles, à passer comme bon vous semble. Les efforts sont pour demain.

MARDI

Comme toujours en course à pied, l'entraînement par intervalles nécessite de s'échauffer d'abord ; commencez donc par votre marche rapide habituelle pour vous détendre les muscles. Puis courez vite sur les premiers 400 m, puis très lentement sur les 400 m suivants pour récupérer, puis de nouveau vite, puis de nouveau lentement. Si vous n'avez pas accès à une piste balisée, pas de panique. Ça n'a pas d'importance. Allez juste faire votre séance de course normale et essayez de courir rapidement sur en gros 400 m (comptez jusqu'à 400 dans votre tête tout en courant, ou comptez 400 de vos pas et ça ira très bien), puis courez lentement sur les 400 m suivants pour récupérer. Recommencez deux fois. Ce qui fait deux intervalles rapides et deux intervalles lents. Bravo ! C'est vraiment très dur la première fois qu'on le fait.

MERCREDI

Quarante à quarante-cinq minutes de course tranquille. Par là, je veux dire vos quarante à quarante-cinq minutes de course habituelles.

JEUDI

Entraînement par intervalles comme mardi.

VENDREDI

Reposez-vous, détendez-vous et prenez du bon temps.

SAMEDI

Course longue sur une heure (environ 8 km) à votre rythme normal.

DIMANCHE

Quarante à quarante-cinq minutes de course tranquille.

Pour les débutants, l'entraînement par intervalles fait sembler le nouveau noir encore plus noir. Mais vous allez apprendre à adorer ça.

Ne négligez pas vos jours de repos. Vos muscles récupèrent et se réparent pendant les moments de repos, ce qui vous permet de les faire encore mieux travailler par la suite.

→ *Semaine 2*

LUNDI
Même chose que la semaine précédente.

MARDI
Comme pour la semaine 1, mais avec 5 × 400 m (rapide, lent, rapide, lent, rapide).

MERCREDI
Même chose que semaine 1.

JEUDI
Même chose que semaine 1, mais avec 5 × 400 m.

VENDREDI
REPOS.

SAMEDI
Course longue – 9 km.

DIMANCHE
Même chose que semaine 1.

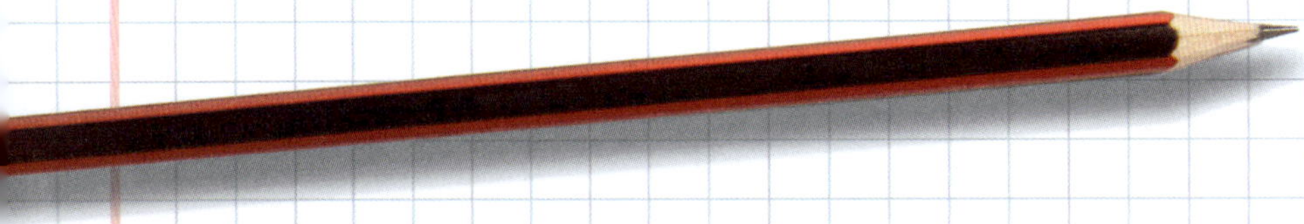

→ *Semaine 3*

LUNDI
Même chose que semaine précédente.

MARDI
Même chose que semaine 1, mais avec 6 × 400 m (rapide, lent, rapide, lent, rapide, lent).

MERCREDI
Même chose que semaine 1.

JEUDI
Même chose que semaine 1, mais 6 × 400 m.

VENDREDI
REPOS.

SAMEDI
Course longue – 10 km.

DIMANCHE
Même chose que semaine 1.

→ *Semaine 4*

LUNDI
Même chose que semaine précédente.

MARDI
Même chose que semaine 1,
mais avec 7 × 400 m (rapide, lent, rapide, lent, rapide, lent, rapide).

MERCREDI
Même chose que semaine 1.

JEUDI
Même chose que semaine 1,
mais avec 7 × 400 m.

VENDREDI
REPOS.

SAMEDI
Course longue – 11 km.

DIMANCHE
Même chose que semaine 1.

→ *Semaine 5*

LUNDI
REPOS.

MARDI
Même chose que semaine 1,
mais avec 8 × 400 m (rapide, lent, rapide, lent, rapide, lent, rapide, lent).

MERCREDI
Même chose que semaine 1.

JEUDI
Même chose que semaine 1,
mais avec 8 × 400 m.

VENDREDI
REPOS.

SAMEDI
Course longue – 13 km.

DIMANCHE
Même chose que semaine 1.

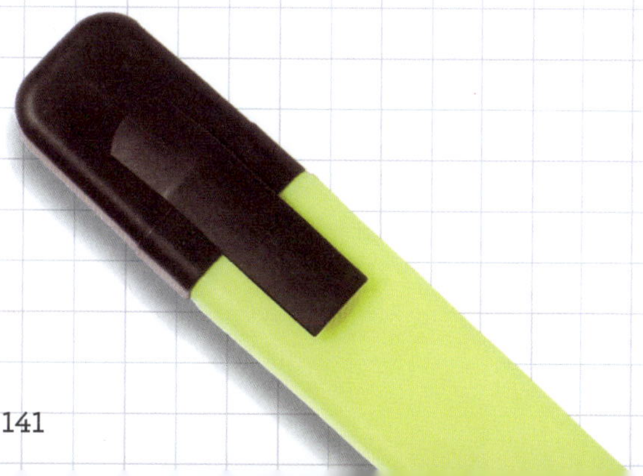

→ Semaine 6

LUNDI
Même chose que semaine 1.

MARDI
Même chose que semaine 1, mais avec 7 × 400 m.

MERCREDI
Même chose que semaine 1.

JEUDI
Même chose que semaine 1, mais avec 7 × 400 m.

VENDREDI
REPOS.

SAMEDI
Course longue – 13 km.

DIMANCHE
Même chose que semaine 1.

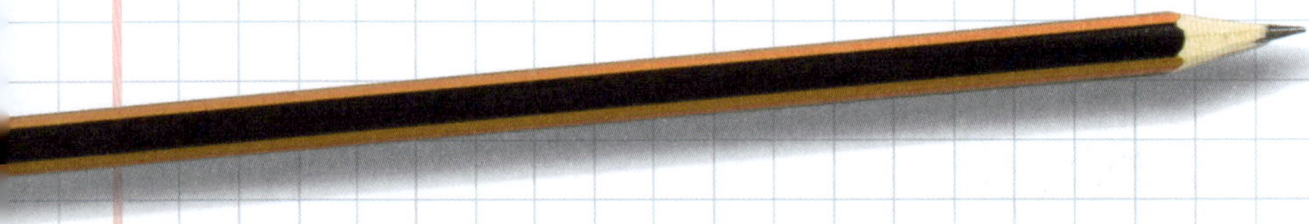

→ Semaine 7

LUNDI
REPOS.

MARDI
Même chose que semaine 1, mais avec 5 × 400 m et en allant vraiment à votre maximum sur les intervalles rapides.

MERCREDI
Même chose que semaine 1.

JEUDI
Même chose que semaine 1, mais avec 5 × 400 m et en allant vraiment à votre maximum sur les intervalles rapides.

VENDREDI
REPOS.

SAMEDI
Course longue – 10 km.

DIMANCHE
Même chose que semaine 1.

→ *Semaine 8*

LUNDI
REPOS.

MARDI
Même chose que semaine 1 – 4 × 400 m.

MERCREDI
REPOS.

JEUDI
Même chose que semaine 1 – 4 × 400 m.

VENDREDI
REPOS.

SAMEDI
JOUR DE COMPETITION ! BONNE CHANCE À VOUS !

DIMANCHE
DORMIR, MANGER ET BOIRE BEAUCOUP (y compris de l'eau) !

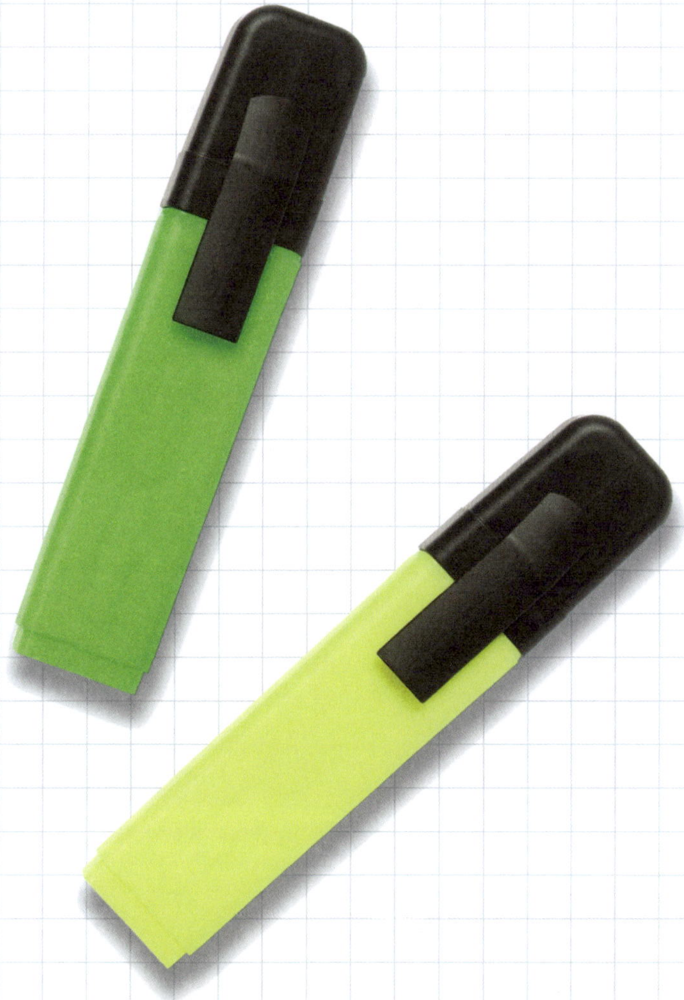

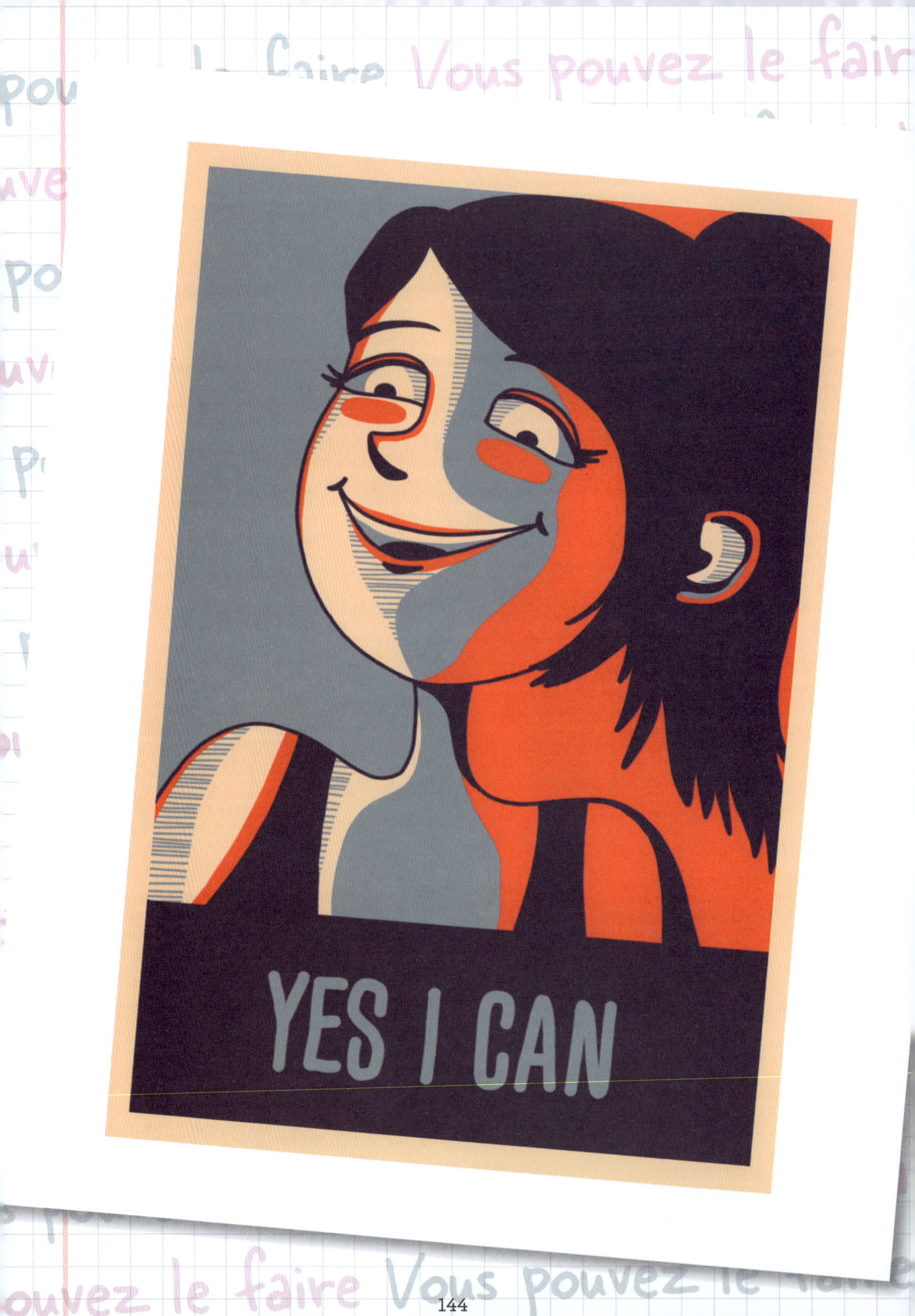
Vous pouvez le faire
YES I CAN
Vous pouvez le faire

15

Le mot de la fin

Courir vous rend heureuse...

Physiologiquement, courir vous rend heureuse, parce que ça stimule la sécrétion d'endorphines et contribue à la sécrétion de sérotonine, les mêmes hormones qui sont libérées lorsqu'on tombe amoureux, qu'on se gave de chocolat ou qu'on a un orgasme. Elles sont produites à la fois pendant qu'on court et pendant un temps considérable par la suite. Vous ressentirez un sentiment de satisfaction et de bien-être, appelé « ivresse du coureur ».

Vous serez également heureuse parce que vous aurez une bien plus jolie silhouette que toutes vos congénères non coureuses – et vous comme elles en auront conscience. Gardez-vous de prendre des airs trop satisfaits de ça devant les personnes que vous appréciez vraiment.

Si vous ne retenez que trois choses de ce livre, que ce soit celles-ci :

- Courez.
- Buvez plus d'eau.
- Mangez moins de cochonneries.

Je suis à vos côtés, à m'efforcer de courir. J'ai dû tout recommencer à la case départ. Peut-être pas en termes de niveau d'entraînement de base, mais, mentalement, j'ai dû tout recommencer depuis le début. J'avais zéro motivation. Zéro force. Divorcée de la voix du coach Niaque, je me trouvais toutes les excuses du monde et j'en avais une nouvelle : LES JUMEAUX. Huit mois plus tard, j'ai dû accepter que ce n'était que ça – une bonne excuse de plus –, une qui pouvait tout aussi bien figurer dans la liste du chapitre 2.

Quoi qu'il se passe dans votre vie et qui vous fait penser que vous êtres différente des autres est une bonne excuse. Surmontez ça.

Nous avons toutes les mêmes vingt-quatre heures par jour. Célibataires, couples, papas rondouillards, mamans minces, mères de multiples perturbées, jeunes filles, vieux loups solitaires. Enfilez vos baskets. Soyez tout ce que vous pouvez être. Courez.

Annexes

ANNEXES

Annexe 1

Santé et sécurité

Les vrais bobos

On *sait* quand on s'est fait vraiment mal. Comment ? Parce qu'on est à l'agonie. Si vous vous foulez la cheville ou que vous vous êtes vraiment froissé un muscle, vous ne pourrez pas marcher dessus, et encore moins courir. Rentrez chez vous et appliquez immédiatement une poche de glace enveloppée dans un torchon sur la zone endolorie. (Les petits pois surgelés sont parfaits pour ça et vous en aurez forcément un sachet dans votre congélateur du fait de votre nouvel engouement pour les légumes verts.) Mais ne vous blessez pas encore plus, ou ne vous glacez pas jusqu'au sang en gardant la poche de glace appliquée trop longtemps. Puis bandez fermement la zone affectée et posez-la en hauteur (la partie blessée de votre corps doit être positionnée au-dessus de votre cœur) pour la faire dégonfler. Pour toute blessure plus grave qu'une foulure ou une entorse, consultez votre médecin et, si nécessaire, faites-vous prescrire des séances de kinésithérapie. Et, pour l'amour du ciel, suivez ses instructions.

Ruth

Quand je me suis remise à la course pour la première fois après la naissance des jumeaux et que je me suis blessée au genou, j'ai fait une chose vraiment très bête. J'avais une douleur dans le genou depuis plusieurs jours avant d'aller courir, mais je me suis dit que ce n'était qu'un petit tiraillement, que ça n'était rien, et j'y suis allée quand même. Je savais aussi qu'en courant, la douleur disparaîtrait sans doute au bout de quelques minutes, parce que toutes les hormones sécrétées par la course sont très efficaces pour masquer les petites douleurs. Et, effectivement, au bout de dix minutes de course, je n'avais plus du tout mal. Mais ce soulagement est très temporaire. Je me suis réveillée le lendemain matin à l'agonie et, par la suite, je n'ai pas pu courir pendant une longue période. Je ne peux m'en prendre qu'à moi-même et à ma bêtise de ne pas avoir écouté mon corps. Si vous avez des douleurs dans les genoux, je vous en prie, attendez qu'elles soient soignées avant d'aller courir !

Mieux vaut prévenir que guérir

Ne courez pas sur du béton si vous pouvez éviter, et certainement pas avant d'avoir investi dans de vraies chaussures de course. Ces deux précautions sont votre meilleure assurance contre les blessures et vous aideront à éviter les petits bobos les plus courants de la course à pied. Ces chaussures maintiendront correctement vos pieds et chevilles, et aideront à amortir l'impact de la course sur vos genoux, qui est exacerbé lorsqu'on court sur une surface dure. Tout en portant les bonnes chaussures, faites toujours un échauffement en marchant et en balançant les bras pendant dix minutes avant de commencer et essayez, dans la mesure du possible, de rester sur de l'herbe et des chemins de terre. Le repos est également important, mais il ne faut pas non plus en abuser. De toute façon, celles qui suivent mon programme ont beaucoup de moments de repos, donc ne vous inquiétez pas pour ça. Si, cependant, vous êtes devenu une fanatique de la course et que vous vous y collez six jours par semaine, **vous devez garder un jour de repos** et écouter votre corps.

Sécurité générale

- Ne vous laissez pas absorber par votre course au point d'essayer de traverser la rue quand le feu piétons est rouge. Faites du surplace jusqu'à ce qu'il passe au vert.
- Ayez conscience que courir sur une route avec un iPod est potentiellement risqué, puisque vous ne pouvez pas entendre arriver les voitures ou les psychopathes malintentionnés. Si vous courez à un endroit où il y a beaucoup de circulation, où vous vous sentez plutôt mal à l'aise, BAISSEZ le volume.
- Si vous devez courir sur une route, surtout courez dans le sens de la circulation et non dans le sens contraire.
- Évitez de courir dans des zones désertes, surtout la nuit.
- Ne traversez pas des quartiers mal famés, à moins que vous y habitiez et que ce soit le seul moyen d'en sortir !
- Idéalement, restez dans des zones bien éclairées et fréquentées pendant que vous courez.
- Ayez toujours sur vous de quoi vous identifier en cas d'accident.

- Personnellement, j'ai d'affreuses taches de soleil parce que j'ai couru sans protection solaire appropriée : lunettes, chapeau et crème. Essayez aussi d'éviter de courir aux heures les plus chaudes de la journée, en été, ou lorsque vous êtes en vacances (entre 12 et 15 heures).

- Vous pouvez vous faire plus de mal que de bien en portant des genouillères ou des chevillères sans avis médical. Il y a toutes les chances que vous les utilisiez comme soutien psychologique (ce pour quoi le coach Niaque n'a pas de temps à perdre) et il se peut que courir avec soit source de dégâts. Tirez ça au clair en allant consulter votre médecin et en vous faisant prescrire des séances chez un kiné, un ostéopathe ou un podologue, si nécessaire, afin de vous faire soigner. Vous ne pouvez pas diagnostiquer une blessure à la cheville ou au genou vous-même et, malheureusement, le coach Niaque ne le peut pas non plus.

- Portez des orthèses (des semelles spéciales) si vous avez des pieds tant soit peu déformés ; les vendeurs de votre magasin spécialisé pourront vous conseiller.

- Courez avec un soutien-gorge de sport adapté aux secousses impliquées par la course à pied, et si vous avez une poitrine particulièrement généreuse, portez-en deux.

- Faites en sorte d'être visible par les voitures qui passent, si vous courez à la nuit tombée, en enfilant un gilet de sécurité jaune ou des vêtements à bandes réfléchissantes – l'idéal étant une bande réfléchissante qui barre le ventre et le dos.

Annexe 2

Ressources en ligne pour les coureurs

Le coach Niaque n'est pas une grande fan d'Internet. Sur le temps passé à fouiner sur Google – puis à vous égarer dans des recherches qui n'ont plus aucun rapport avec votre recherche initiale et qui ont l'air intéressantes –, vous auriez pu passer une bonne trentaine de minutes à éliminer des calories en courant. Cela dit, une fois que vous avez attrapé le virus de la course à pied, Internet est un bon outil pour s'inscrire à des compétitions et à des clubs, et pour acheter de quoi s'équiper.

Pour les compétitions et les clubs de course

- http://www.jogging-international.net/
- http://www.runnersworld.fr/
- http://www.courirenfrance.com/
- http://www.citesport.com/fr/course-a-pieds/club.html
- http://www.marathons.fr/spip.php?article20
- http://www.courseapied.net/

Pour définir votre parcours

- http://fr.mapometer.com/
- http://www.mapmyrun.com/fr/
- http://www.calculitineraires.fr/

Tant que ça vous aide à vous faire sortir et courir plutôt qu'à vous enfermer chez vous, Internet est un outil très utile pour les coureurs.

Magasins de chaussures et d'équipement sportif

- www.decathlon.fr
- http://www.i-run.fr/
- http://www.lingerie-sport.com/ (pour des soutiens-gorge au maintien maximal !)

Vous pouvez également consulter mon blog sur www.gritdoctor.wordpress.com (blog en anglais) pour suivre mes aventures de running et avoir un petit coup de pouce du coach Niaque de temps à autre. Ou suivez-moi sur Twitter, @gritdoctor, en utilisant le hashtag #rfbr pour échanger sur le livre. Ce n'est pas mon idée, mais une qui m'a été dictée par mon éditeur.

☺ Le conseil mode ☺

Veillez à bien acheter votre premier soutien-gorge de course en magasin. Il se peut que votre taille de soutien-gorge de sport soit différente de votre taille habituelle, et les formes et les matières ne sont pas du tout les mêmes. Cela vaut vraiment la peine d'en essayer plusieurs (tout comme les chaussures de course) avant de faire votre choix. Une fois que vous avez compris le truc, que vous connaissez votre taille et ce qui vous convient, gagnez du temps en achetant en ligne. Le temps économisé sur celui passé en magasin peut être utilisé à courir.

Annexe 3
Journal de course

→ *Semaine 1*

Jour	Objectif	Notes
Lundi	Lire l'étape 1 Marche sur 5 à 6 km	
Mardi	REPOS	
Mercredi	Lire l'étape 2 Même chose que lundi	
Jeudi	Lire l'étape 3 Même chose que lundi, en accélérant le rythme	
Vendredi	REPOS	
Samedi	Lire l'étape 4 Commencer comme jeudi. Marche les dix premières minutes, course LENTE les cinq suivantes, marche sur le reste du parcours	
Dimanche	Même chose que samedi	

→ *Semaine 2*

Jour	Objectif	Notes
Lundi	REPOS	
Mardi	Marche les dix premières minutes, course LENTE les cinq suivantes, marche sur le reste du parcours	
Mercredi	Même chose que mardi, mais en allongeant la course LENTE à dix minutes	
Jeudi	Même chose que mercredi	
Vendredi	REPOS	
Samedi	Même chose que mercredi	
Dimanche	Même chose que mercredi	

→ *Semaine 3*

Dix minutes de marche pour s'échauffer, suivies de quinze minutes de course extrêmement lente, puis marche sans s'arrêter sur le reste du parcours. Deux jours de repos de votre choix, mais pas consécutifs. Programmez votre semaine à l'avance ici.

Jour	Objectif	Notes
Lundi		
Mardi		
Mercredi		
Jeudi		
Vendredi		
Samedi		
Dimanche		

→ *Semaine 4*

Dix minutes de marche pour s'échauffer, suivies de vingt minutes de course (ralentissez le rythme de la course si nécessaire pour pouvoir tenir vingt minutes), puis marche sur le reste du parcours sans s'arrêter. Deux jours de repos, mais pas consécutifs. Programmez votre semaine à l'avance ici.

Jour	Objectif	Notes
Lundi		
Mardi		
Mercredi		
Jeudi		
Vendredi		
Samedi		
Dimanche		

→ *Semaine 5*

Dix minutes de marche pour s'échauffer, suivies de vingt minutes de course (ralentissez le rythme de la course si nécessaire pour pouvoir tenir vingt minutes), puis marche sur le reste du parcours sans s'arrêter. Deux jours de repos, mais pas consécutifs. Programmez votre semaine à l'avance ici.

Jour	Objectif	Notes
Lundi		
Mardi		
Mercredi		
Jeudi		
Vendredi		
Samedi		
Dimanche		

→ *Semaine 6*

Dix minutes de marche pour s'échauffer, suivies de trente minutes de course TRÈS LENTE, puis marche sur le reste du parcours sans s'arrêter. Deux jours de repos, mais pas consécutifs. Programmez votre semaine à l'avance ici.

Jour	Objectif	Notes
Lundi		
Mardi		
Mercredi		
Jeudi		
Vendredi		
Samedi		
Dimanche		

→ *Semaine 7*

Dix minutes de marche pour s'échauffer, suivies de trente-cinq minutes de course TRÈS LENTE, puis marche sur le reste du parcours sans s'arrêter. Deux jours de repos, mais pas consécutifs. Programmez votre semaine à l'avance ici.

Jour	Objectif	Notes
Lundi		
Mardi		
Mercredi		
Jeudi		
Vendredi		
Samedi		
Dimanche		

→ *Semaine 8*

Dix minutes de marche pour s'échauffer, suivies de quarante minutes de course TRÈS LENTE, puis marche jusque chez vous s'il reste encore de la distance à parcourir. Sinon, récupérez toujours en marchant sur quelques centaines de mètres avant de rentrer. Deux jours de repos, mais pas consécutifs. Lisez et suivez l'étape 5. Programmez votre semaine à l'avance ici.

Jour	Objectif	Notes
Lundi		
Mardi		
Mercredi		
Jeudi		
Vendredi		
Samedi		
Dimanche		

Annexe 4

La playlist ultime du coach Niaque

Le coach Niaque préfère courir dans un silence totalement zen, mais si vous avez besoin de basses trépidantes ou de mélodies sentimentalo-énergisantes des années 1980 pour vous bouger (comme Olly), essayez de vous faire votre playlist perso de course et utilisez-la pour vous donner la pêche. Voici quelques suggestions :

Pour celles qui préfèrent une bande son à prendre au mot :

- *Run the World (Girls)* Beyoncé
- *Born to Run* Bruce Springsteen
- *Young Hearts Run Free* Candi Staton
- *Band on the Run* Wings
- *Running up that Hill* Kate Bush
- *Run to You* Bryan Adams
- *Run this Town Jay-Z* avec Kanye West et Rihanna
- *Shoot the Runner* Kasabian
- *Run to the Hills* Iron Maiden
- *100 Miles and Running* NWA
- *I'm Gonna Be (500 Miles)* The Proclaimers
- *Run Snow* Patrol
- *Running to Stand Still* U2

Et bien sûr :

- *Chariots of Fire* Vangelis
- *Eye of the Tiger* Survivor

En interrogeant mes copines coureuses sur leurs préférences, j'ai recueilli un mélange hétéroclite de tubes, allant des plus tendance (en tout cas pour le moment) au plus ringards (dont certains sont parmi les préférés du docteur Niaque pour se remuer sur un dancefloor !*). Sans ordre particulier :

- *Bonkers* Dizzee Rascal *(Pour la poussée d'adrénaline.)*
- *Rolling in the Deep* Adele
- *Dog Days* Florence and the Machine
- *Sex on Fire** Kings of Leon *(Je crois savoir que c'est aussi la description technique des symptômes que peuvent connaître les coureurs s'ils portent le mauvais type de short.)*
- *I Need a Dollar* Aloe Blacc
- *Common People** Pulp
- *More than a Feeling* Boston
- *I Need a Hero* Bonnie Tyler
- *Don't Stop Believin'* Journey *(Mais pour moi cette chanson a été complètement gâchée par* Glee...)
- *We Built this City* Starship
- *Love Shack* The B52s
- *Together in Electric Dreams** Phil Oakey and Giorgio Moroder
- *Little Lovin'* Lissie *(Pour la chanson « Why You Runnin' ? » qui me fait toujours sourire quand ça commence à chauffer.)*
- *Apache* Incredible Bongo Band
- *I Was Drunk* Riva Starr *(Très motivant... curieusement.)*
- *Time to Pretend* MGMT
- *Make Me Smile (Come Up and See Me)* Steve Harley and Cockney Rebel

REMERCIEMENTS

Je voudrais remercier tous ceux qui se sont impliqués dans ce livre. Sans ordre particulier : Olly pour ses brillantes idées (dont le titre) et sa bonne humeur. Sebastian et Rufus (mais je ne sais pas encore pourquoi). Sacha Bonsor, Alice Lutyens et Adam Morane-Griffiths. Tous ceux qui ont témoigné : Laetitia Maklouf, Jane Davies, Alice et Nicola (qui se reconnaîtront), Barney et Louise, le père Henry Wansbrough et Polly Whitton. Ma famille : mon père et ma mère (de s'être occupés des jumeaux pour que je puisse écrire), Simon, Peter et Guu. Tante Bernadette, Pippa et Roger (pour leur soutien sans faille et leur aide avec les jumeaux). Alice (mon agent), Hannah (mon éditrice) et Rhiannon (mon gourou en médias sociaux) – que j'aime désigner collectivement sous l'appellation « mes gens »... aussi souvent que je le peux – et tous les autres de chez Little, Brown. Louise et Roger Lamberth. Merialeen pour s'être occupée des jumeaux pour que je puisse passer du temps avec « mes gens ». Ainsi que les cafés Sable d'Or et Café Nero, à Muswell Hill, qui m'ont laissé occuper une table, des journées entières à écrire, en n'ayant consommé qu'un petit cappuccino.

Si vous avez été inspirée par le coach Niaque, contactez-nous et faites-le nous savoir...

Facebook
www.facebook.com/thegritdoctor

Twitter
@gritdoctor
#rfbr

Le blog RUN FAT BITCH RUN
http://gritdoctor.wordpress.com

Traduction par Véronique Merland.

Illustrations par AstridM.

Mise en page par Maogani.

Publié pour la première fois au Royaume-Uni, sous le titre *Run, Fat Bitch, Run!*, par Sphere, une filiale de Little, Brown Book Group, 100 Victoria Embankment, Londres EC4Y 0DY, Royaume-Uni.

Achevé d'imprimer en novembre 2014 sur les presses de Macrolibros, Espagne, pour le compte des Éditions Hachette Livre (Marabout), 43 quai de Grenelle, 750905 Paris Cedex 15.

41.3554.7/02
ISBN : 978.2.501.08980.7
Dépôt légal : février 2014